实用温通刮痧疗法

SHIYONG WENTONG GUASHA LIAOFA

彭小苑　黎小霞　主编

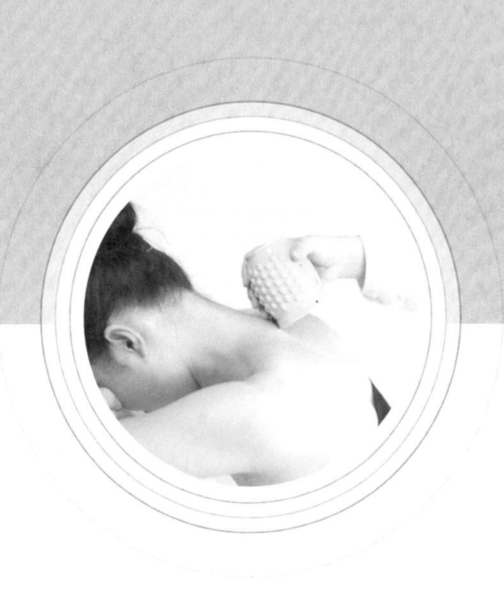

SPM 南方出版传媒
广东科技出版社｜全国优秀出版社
·广州·

图书在版编目（CIP）数据

实用温通刮痧疗法 / 彭小苑，黎小霞主编. —广州：广东科技出版社，2021.8
ISBN 978-7-5359-7649-9

Ⅰ. ①实… Ⅱ. ①彭… ②黎… Ⅲ. ①刮搓疗法 Ⅳ. ①R244.4

中国版本图书馆CIP数据核字（2021）第086027号

实用温通刮痧疗法
SHIYONG WENTONG GUASHA LIAOFA

出 版 人：朱文清
责任编辑：李 芹 李 旻
装帧设计：友间文化
责任校对：陈 静
责任印制：彭海波
出版发行：广东科技出版社
（广州市环市东路水荫路11号 邮政编码：510075）
销售热线：020-37592148 / 37607413
http：//www.gdstp.com.cn
E-mail：gdkjzbb@gdstp.com.cn
经 销：广东新华发行集团股份有限公司
印 刷：广州市东盛彩印有限公司
（广州市增城区新塘镇太平洋工业区十路2号 邮政编码：510700）
规 格：787mm×1 092mm 1/16 印张8.25 字数165千
版 次：2021年8月第1版
2021年8月第1次印刷
定 价：58.00元

编委会名单

主　编　彭小苑　黎小霞

副主编　吴　娟　李巧萍　侯文敏

编　委（按姓氏笔画排序）

王小韦　王校宇　邓慧蛾　庄婧娉

刘杜娟　许春梅　许晓丽　李春梅

肖　珊　吴　卓　何秀娟　谷忠建

邹秀嫦　陈汉波　陈佳利　陈映娟

杨细花　杨燕卿　欧艳冰　欧阳艳菲

罗翠芳　庞雪利　胡庆圆　胡艳萍

胡超燕　钟　文　黄小莲　黄志慧

黄钧烯　黄慧芬　曹　琪　梁开枝

詹旭婷　廖春容　樊君娜

主编简介

彭小苑　主任护师，赴港骨科专科护师，从事临床护理及教学30年，研究方向为中医护理、骨伤护理、养老护理、护理管理、护理教育。现任广州泰康粤园医院副院长，曾任广州中医药大学第三附属医院护理部主任、广州中医药大学第三临床医学院护理教研室主任。任广东省护士协会长期护理分会会长、广东省护士协会第一届中医护士分会副会长、广东省老龄产业协会副会长、广东省医疗行业协会骨质疏松管理分会护理专业委员会主任委员、世界中医药学会联合会护理专业委员会理事会理事、广东省中医药学会护理专业委员会副主任委员、广东省护理学会骨科护理专业委员会副主任委员等。主编《骨科健康教育手册》《临床实用护理操作掌中宝》，参编《护士核心能力读本·创伤骨科护理篇》《临床护理文书规范·专科篇》。主持完成科研课题4项，参与课题10余项；发表学术论文38篇，获国家实用型专利12项，参加省级各类比赛获奖达50项。

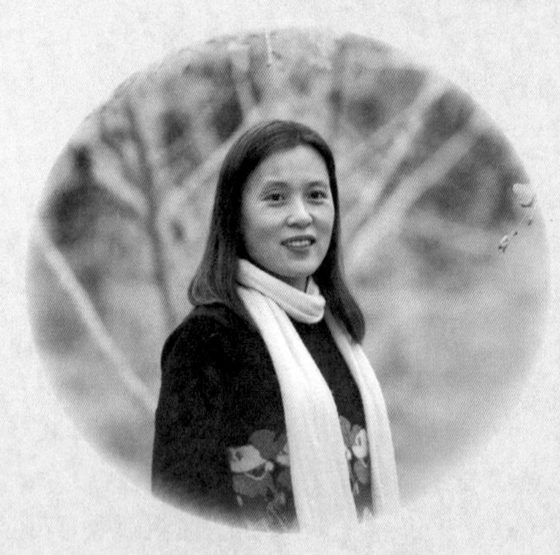

黎小霞　副主任护师，广州中医药大学第三附属医院龙溪院区总护士长，广东省护士协会第一界长期护理分会副会长兼秘书，广东省医疗行业协会骨质疏松管理分会护理专业委员会副主任委员，全国中医护理骨干人才。主持广东省中医药局课题1项，参与课题6项；担任《临床实用护理操作掌中宝》副主编；发表学术论文20多篇；获国家实用型专利4项，参加省级各类比赛获奖达12项。

前言

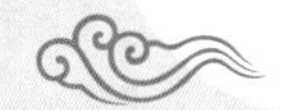

温通刮痧疗法是中医学的瑰宝，有着一学就会、简便易行、疗效显著的特点。随着人们对健康生活的意识不断增强，温通刮痧疗法作为一种既可保健养生又可治疗疾病的绿色疗法，受到人们的欢迎和认可。

温通刮痧疗法是一种将刮痧、艾灸、推拿、热疗结合在一起的中医护理技术。温通刮痧疗法取代了传统刮痧法工具冰冷、穴位闭合的缺点，不仅具有刮痧法的疏通经络、刮出痧毒、解表祛邪、开窍醒脑、疏通腠理、清热解毒、行气止痛等功效；也有艾灸法的借灸火的温和热力及艾草的药理作用，通过经络的传导以温通经脉、调和气血、调理阴阳、扶正祛邪，达到治疗疾病、防病保健等目的；按摩和热疗也能放松肌肉、缓解精神紧张，刺激血液循环，有助于排出毒气，同时改善淋巴循环加速新陈代谢。因其简、便、廉、效的特点，临床应用广泛，适合临床和家庭保健。

本书首先全面系统介绍了温通刮痧疗法的理论依据、意义、功效、适应证、禁忌证、注意事项、使用器具、刮拭方法、操作要领与技巧、操作步骤及评分标准等方面，然后精选了温通刮痧临床常见病的治疗方法，进行概述、辨证分型、操作要领等方面介绍，通过经络、腧穴清晰明了的图文解释，配以真人操作示范图和视频解说，让读者一看就懂、一学就会。

本书实用性、可操作性强，是防病治病的必备工具书。愿此书能帮助读者正确应用温通刮痧疗法，防病保健，健康生活。

目 录

第一部分　温通刮痧疗法总论

第二部分 常见病的温通刮痧治疗

第一部分

温通刮痧疗法总论

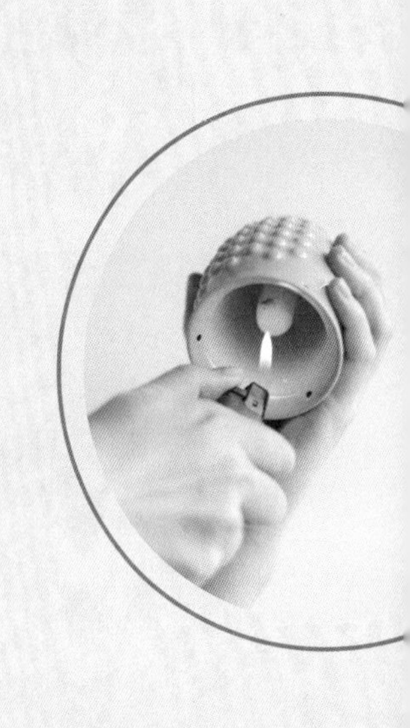

扫码观看

刮拭方法视频：

第一章 概　　述

一、什么是温通刮痧疗法

温通刮痧疗法是将刮痧、艾灸、推拿、热疗这几种中医疗法结合在一起的一种中医护理技术。与传统刮痧相比，温通刮痧疗法不仅具有刮痧法的疏通经络、解表祛邪、开窍醒脑、清热解毒、行气止痛等功效，也有艾灸法的温和热力及艾的药理作用，通过经络的传导，以温通经脉、调和气血、调理阴阳、扶正祛邪，达到治疗疾病、防病保健等功效；同时，按摩和热疗也能起到放松肌肉、缓解精神紧张、刺激血液循环、有助于排出毒气、改善淋巴循环从而加速新陈代谢的作用。

中医认为，血遇热则行，经遇热则通，寒遇热则温，湿遇热则散，风遇热则出，虚遇热则壮。温通刮痧疗法可以最大限度地以热治寒、鼓舞阳气、化解瘀堵，起到软坚散结、调整阴阳的作用。

二、温通刮痧疗法的理论依据

中医认为人体是一个统一的整体，内外相应，表里相连，将病因及人体的气血津液、经络、脏腑都进行了阴阳属性的划分。中医诊断首先是判断致病因素的阴阳属性，再根据阴阳对立消长的观点探求疾病的原因、性质、病变的部位和变化发展趋势，并以阴阳对立统一的观点来指导治疗，以阴阳平衡作为治疗的目标，制订调理阴阳的治疗方案。

温通刮痧疗法是根据痧象和刮拭过程中的阳性反应部位，进行经络、脏腑定位诊断，判断经络、脏腑、气血失调的寒、热、虚、实性质，以及气血失调的程度和体质特点。

三、温通刮痧疗法的功效

1. 活血化瘀

温通刮痧疗法可调节肌肉的收缩和舒张，促进刮拭组织周围的血液循环，从而起到活血化瘀的作用。

2. 调整阴阳

温通刮痧疗法对脏腑功能有明显的调理作用，可改善和调整脏腑功能，使脏腑阴阳得到平衡。

3. 温经通络

肌肉附着点和筋膜、关节囊等受损的软组织可发出疼痛的信号，通过神经的反射作用，使有关组织处于警觉状态，肌肉收缩、紧张以及痉挛等。温通刮痧疗法是刮痧法结合艾灸法的温和热力及艾的药理作用，通过经络的传导，以温通经脉、缓解疼痛，达到通则不痛的变化。

4. 排除毒素

温通刮痧疗法可使局部组织形成高度充血，血管神经受到刺激使血管扩张、血流增快，加速排除体内废物、毒素，使组织细胞得到净化，增强机体抵抗力。

5. 行气活血

温通刮痧作用于机表，可通畅经络、通达气血，减轻或消除局部疼痛。

总之，温通刮痧疗法的作用部位是体表皮肤，容易操作。健康人做温通刮痧疗法，可增强卫气，使外邪不易侵表。若外邪侵表，出现恶寒、发热、鼻塞等表证，及时应用温通刮痧疗法，可将表邪祛除。因此，我们说温通刮痧疗法主要有保健预防与疾病防变两大作用。

四、温通刮痧疗法的适应证

1. 骨科疾病

网球肘、落枕、肩周炎、颈椎病、腰椎间盘突出症、腰椎管狭窄症、急性腰扭伤、慢性腰扭伤、腰肌劳损、强直性脊柱炎、风湿性关节炎等。

2. 内科疾病

感冒、咳嗽、头痛、眩晕、哮喘、失眠、中风后遗症、腹胀、便秘、腹泻、胃痛等。

3. 五官科疾病

耳鸣、过敏性鼻炎、近视、眼周色素沉着、黄褐斑等。

4. 妇科疾病

月经不调、痛经、盆腔炎、更年期综合征等。

适用于以上疾病的风寒痹阻、气滞血瘀、气血亏虚、肝肾不足、痰湿阻络等证型。

五、温通刮痧疗法的禁忌证

（1）出血性疾病者。

（2）相应药物过敏者。

（3）重度骨质疏松症患者。

（4）操作部位皮肤破损者。

（5）崩漏、怀孕者。

（6）既往有严重头颈部外伤病史、颈椎结核、脱位、半脱位、骨折及需要排除骨关节的其他器质性疾病；合并有严重心、脑、肺、肾疾病者。

（7）有精神疾病者。

六、温通刮痧疗法的注意事项

（1）操作前对患者做好充分的评估。

（2）充分暴露治疗部位，注意保暖。

（3）治疗过程观察刮痧部位皮肤颜色变化，患者有无不适，注意调节手法力度。

（4）治疗时，应保持室内温度适宜，尤其是在冬季应避免伤风受寒；夏季应避免风扇、过堂风及空调直吹刮拭部位。

（5）治疗时刮拭力度要均匀，手法由轻到重，以局部皮肤潮红或出现痧斑、痧点即止。

（6）痛处或结节处出痧较多些，可能需要3~5天痧斑才能消退，待痧斑消退后才能进行下一次治疗。

（7）温通刮痧结束后，宜饮温水，不宜即刻食用生冷食物。

（8）每次做完温通刮痧治疗，因毛孔张开需要保暖，治疗后4小时内不宜洗冷水澡；避免感受风寒。

七、应用温通刮痧疗法的意义

1. 指导正确应用刮痧之长

温通刮痧疗法通过温热之力开泄毛孔，排除毒素，最适合治疗具有寒证、瘀证、虚证特点的疼痛性病症和血管神经功能失调的病症。治疗具备寒证、瘀证、虚证特点的疑难杂症，也可以尝试应用温通刮痧疗法。

2. 进行个体化保健

运用刮痧的方法可以很快发现每个人的体质特点，找到容易发病的脏腑，正确运用温通刮痧疗法，制订个体化调理保健方案。

第二章 温通刮痧疗法的工具与常用介质

一、温通刮痧疗法的工具

1. 专用艾炷

温通刮痧疗法在治疗时使用专用艾炷，燃烧全过程艾灰不掉落，保证治疗的安全（图2-1）。

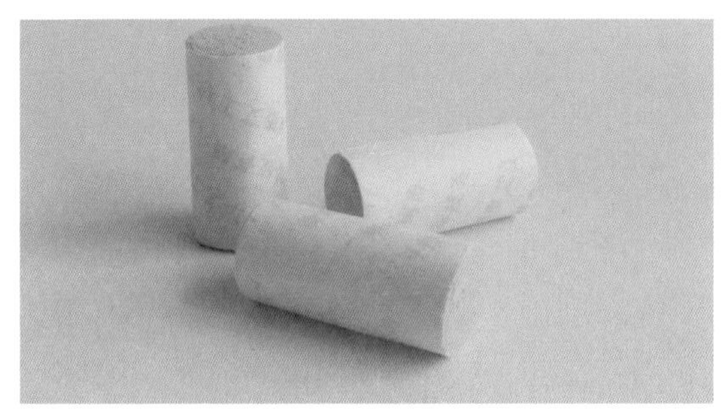

图2-1 专用艾炷

2. 艾灸杯

艾灸杯是将刮痧、推拿、按摩、热疗等几种传统疗法融合在一起。杯口为刮痧设计，可以刮痧、点穴、拨筋；杯身设有乳珠，可用温热的杯身进行按摩；杯口接触皮肤，艾条离杯口保持2.5厘米的安全距离，使艾火的热感直接作用于熏灸部位，无阻隔；同时，陶瓷杯口的聚拢性可以使艾条燃烧产生的热量大面积地作用于经脉穴位，使治疗部位能更好地吸收艾的药性和灸火的热效应（图2-2）。

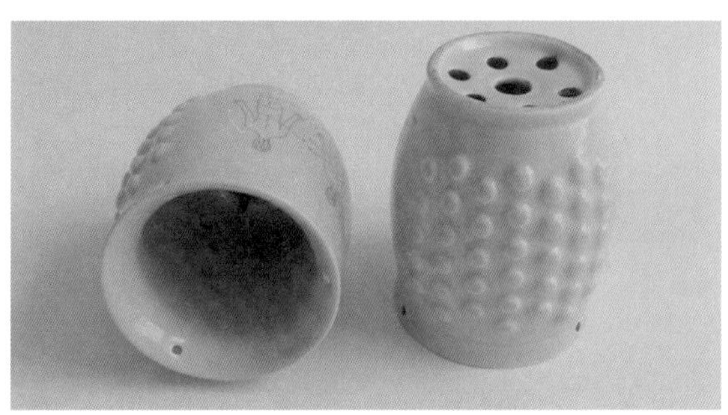

图2-2 艾灸杯

二、温通刮痧疗法的常用介质

刮痧治疗时，为了减少刮痧阻力，避免皮肤损伤，增强刮痧疗效，操作前须给刮痧部位涂上一层刮痧介质，常见的刮痧介质有万花油、温通膏、健步止痛油、精油、刮痧油等（图2–3）。

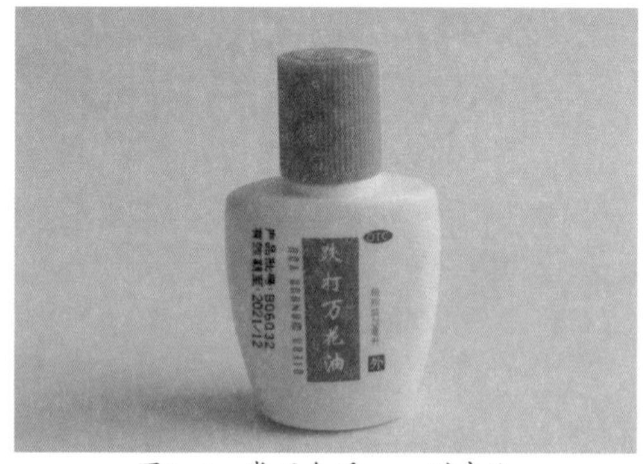

图2–3　常用介质——刮痧油

第三章 温通刮痧疗法的应用方法、技巧及操作流程

一、温通刮痧疗法的刮拭方法

1. 单边刮法

用艾灸杯的一边接触皮肤，杯口与皮肤的角度大约呈15°（图3–1）。单边刮法是最常见的刮痧方法。

2. 平推法

用艾灸杯的整个杯口接触皮肤（图3–2）。该方法适用于腰背部、臀部、大腿等肌肉丰厚部位。使用平推法操作时，注意按压力度要大，刮拭速度要慢。

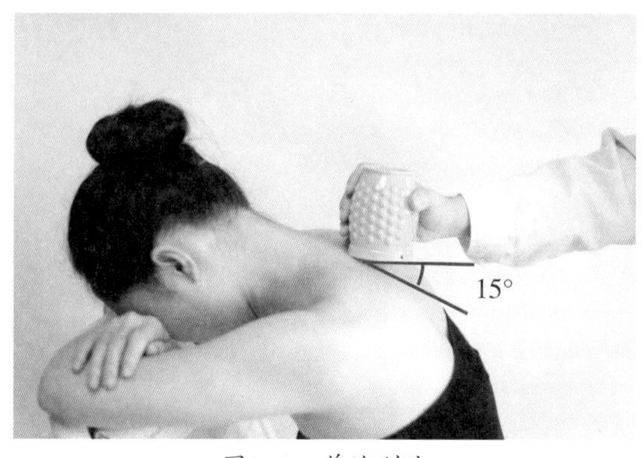

图3–1 单边刮法

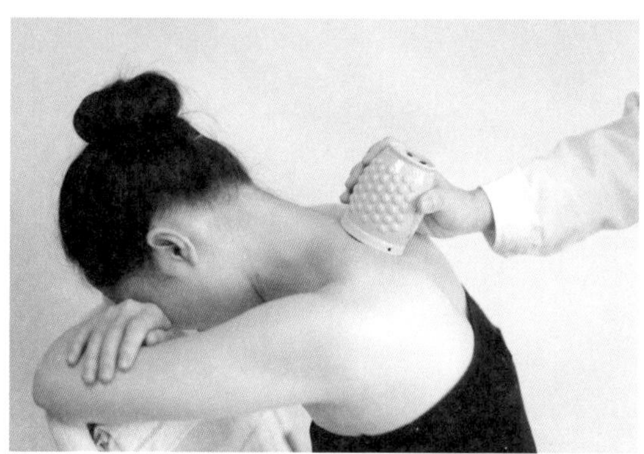

图3–2 平推法

3. 点拨法

艾灸杯的杯口与皮肤所呈角度大于45°，沿经络做按摩拨动（图3–3）。该方法适用于骨缝粘连处。使用点拨法操作时，注意要由轻到重逐渐加力，力度尽量要渗透到皮下组织或肌肉。

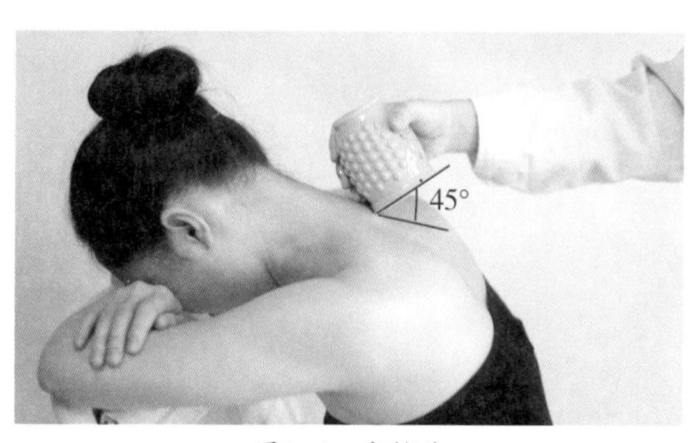

图3–3 点拨法

4. 揉刮法

艾灸杯的杯口与皮肤所呈角度小于15°，做柔和的旋转刮拭（图3-4）。揉刮法多用于消除结节、疼痛等阳性反应，可以减轻疼痛，操作时注意刮拭力度要均匀，刮拭速度缓慢柔和。

5. 滚刮法

用温热的杯身做滚刮推拿（图3-5）。滚刮法常穿插在整个治疗过程中，适合不受力的身材单薄的患者。

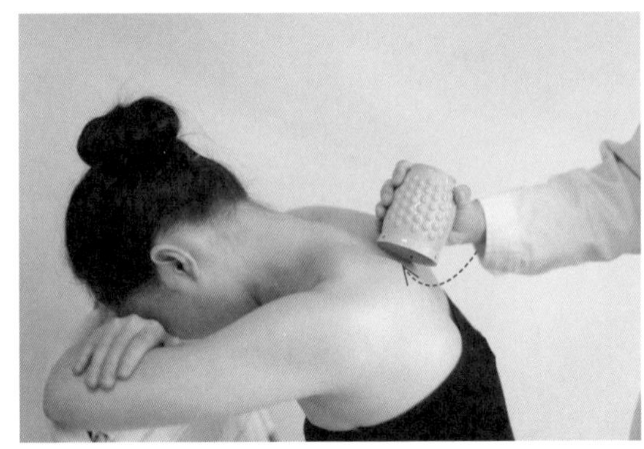

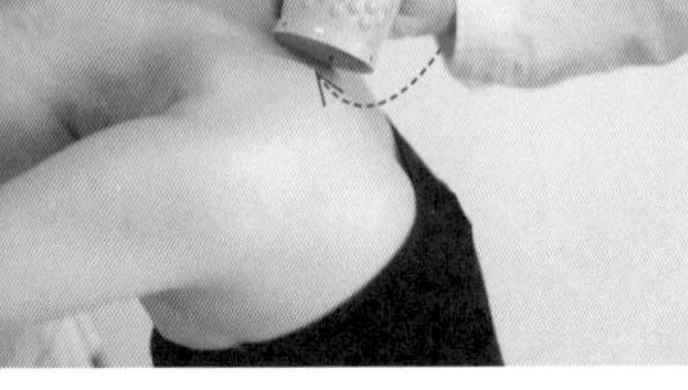

图3-4　揉刮法

图3-5　滚刮法

二、温通刮痧疗法的补泻手法

1. 补法

刮拭按压力小，速度慢。此法能激发人体正气，使低下的身体功能恢复正常。临床多用于年老、体弱、久病或形体消瘦的虚证患者。

2. 泻法

刮拭按压力大，速度快。此法能疏泄病邪，使亢进的身体功能恢复正常。临床多用于年轻、体壮、新病、急病或形体壮实的实证患者。

3. 平补平泻法

平补平泻法亦称平刮法，有三种刮拭手法：①按压力大，速度慢；②按压力小，速度快；③按压力中等，速度适中。具体操作时可根据患者病情和体质灵活选用。其中按压力中等、速度适中的手法易于被患者接受。平补平泻法介于补法和泻法之间，常用于正常人保健或治疗虚实夹杂证的患者。

三、温通刮痧疗法常用的体位

患者的体位，应以既有利于医者能够正确定位取穴，又便于施术，同时让患者感到舒适自然，并能持久配合。

1. 仰卧位

平躺在治疗床上，头面胸腹朝上，四肢自然伸直平放（图3-6）。适用于胸、腹、头、面、颈、四肢前侧的刮痧。

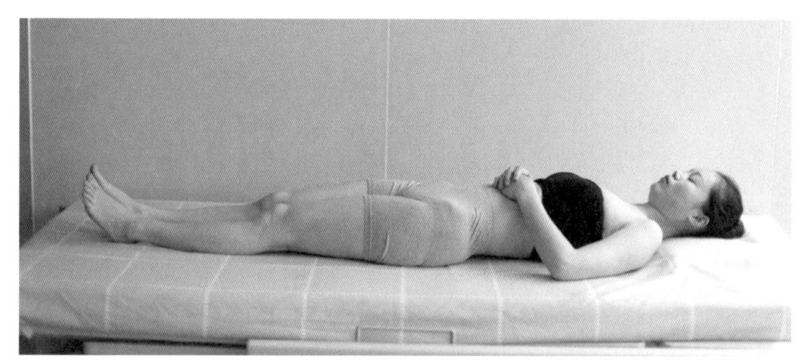

图3-6 仰卧位

2. 俯卧位

俯卧于治疗床，头面胸腹朝下，上肢自然放置，下肢自然伸直（图3-7）。适用于头、颈、肩、背、腰、四肢后侧的刮痧。

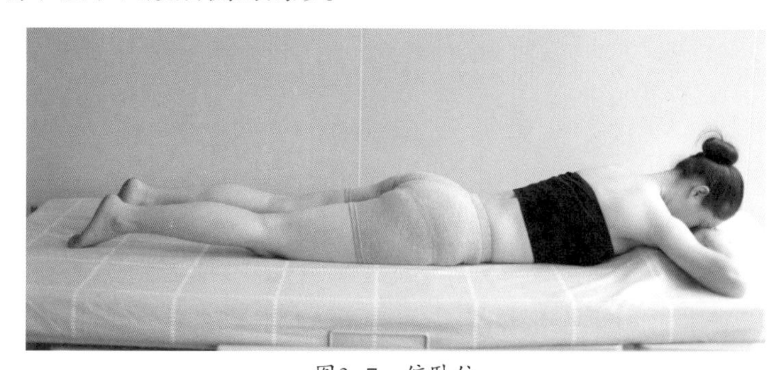

图3-7 俯卧位

3. 侧卧位

侧卧于治疗床上，四肢可自然屈曲（图3-8）。适用于侧头部、面颊一侧、颈项和侧腹、侧胸，以及上下肢的刮痧。

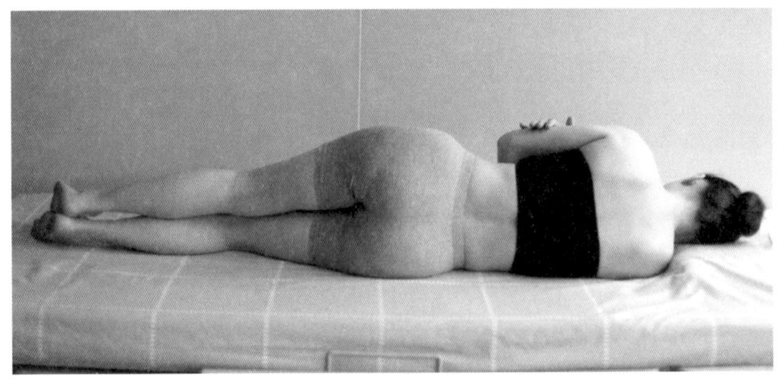

图3-8　侧卧位

4. 仰靠坐位

背靠坐在治疗椅上，头昂起靠在椅背，呈舒适、放松状态（图3-9）。适用于前头、颜面、颈前和上胸部的刮痧。

5. 俯伏坐位

抱枕头伏坐在治疗椅上，头自然低俯平靠于椅背，头发长的患者头发要盘起（图3-10）。适用于头顶、后头、颈、背部的刮痧。

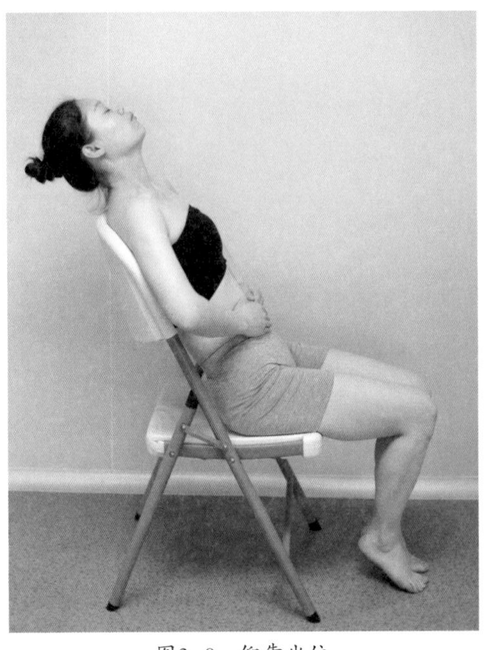

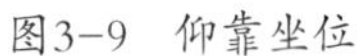

图3-9　仰靠坐位

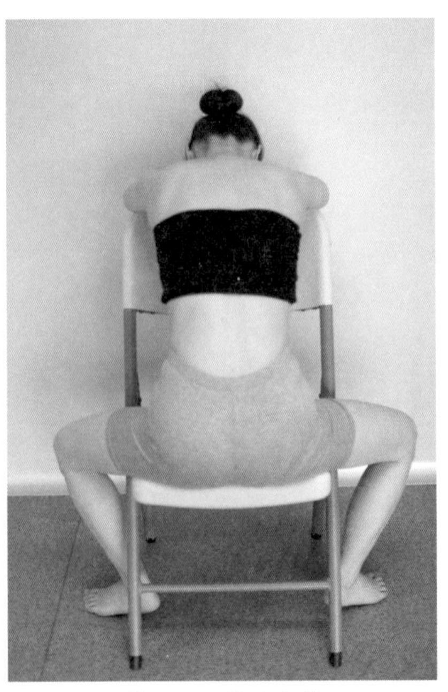

图3-10　俯伏坐位

6. 坐位

自然坐在治疗椅上，四肢自然屈曲（图3-11）。适用于侧头、面颊、颈侧、耳部的刮痧。

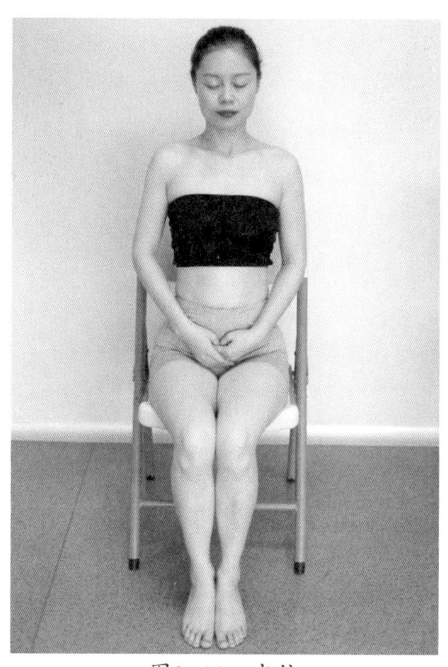

图3-11　坐位

四、温通刮痧疗法的要领与技巧

1. 操作前准备

温通刮痧前，被操作者平心静气，心无杂念，全身慢慢放松，进入舒适状态。操作者也需平心静气，精力集中。

2. 刮拭的长度

在刮拭经络时，应有一定的刮拭长度，一般为8~15cm，如需要治疗的经络较长，可分段刮拭。

3. 刮拭的顺序和方向

整体刮拭的顺序是自上而下、从内往外（图3-12）。先头面后手足、先腰背后胸腹、先上肢后下肢的顺序，逐步操作。一般先刮阳经，再刮阴经；先刮拭身体左侧，再刮拭身体右侧。（注意：肢体浮肿、静脉曲张、内脏下垂的患者，可采用从下往上的逆刮法。）

4. 刮拭的时间

根据患者的年龄、体质、病情、病程及刮痧的施术部位而灵活掌握刮拭时间。一般每个部位刮3~5分钟，最长不超过20分钟。对于一些不出痧或出痧少的患者，不可强求出痧，以患者感到舒适为原则。

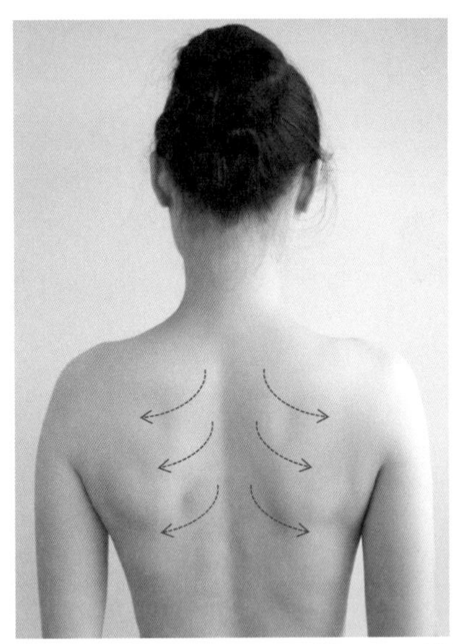

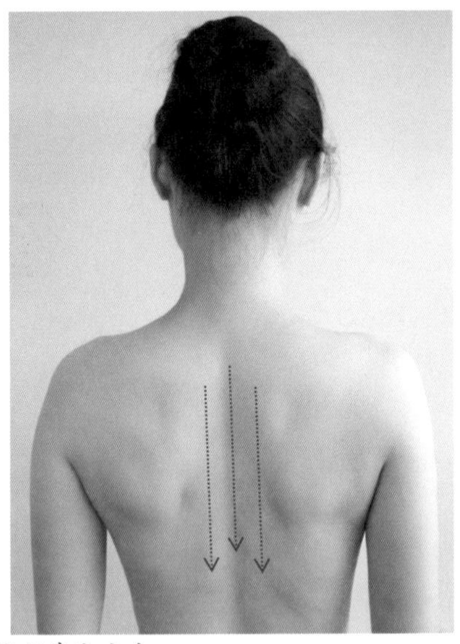

图3-12　刮拭顺序和方向

五、温通刮痧疗法的操作步骤

温通刮痧疗法的操作步骤具体详见图3-13。

①将艾炷插入艾灸杯中央的钢针内固定好并点燃艾炷。

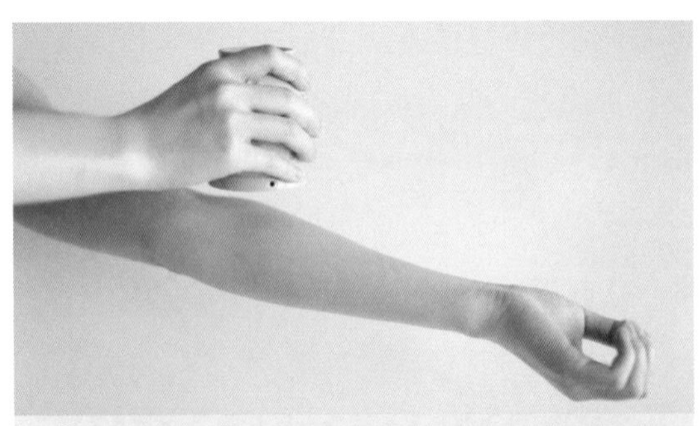

②将艾灸杯杯口贴近皮肤，对患处、穴位进行艾灸，打开毛孔。

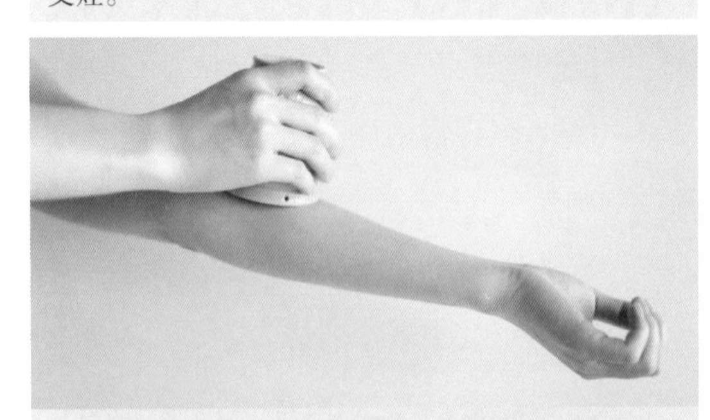

③用艾灸杯杯口对刮拭部位进行刮拭。

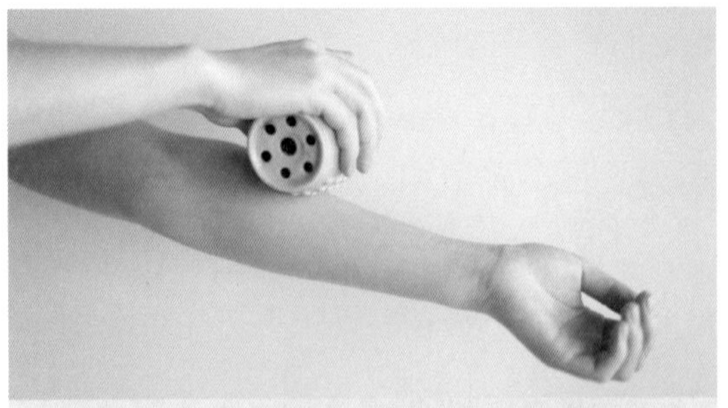

④待杯身发热时，把杯子打横，用带有乳珠的杯身快速在患处进行滚动或用凸起面做推拿按摩。

图3-13　温通刮痧疗法的操作步骤

六、温通刮痧疗法的操作流程

温通刮痧疗法的操作流程详见图3–14。

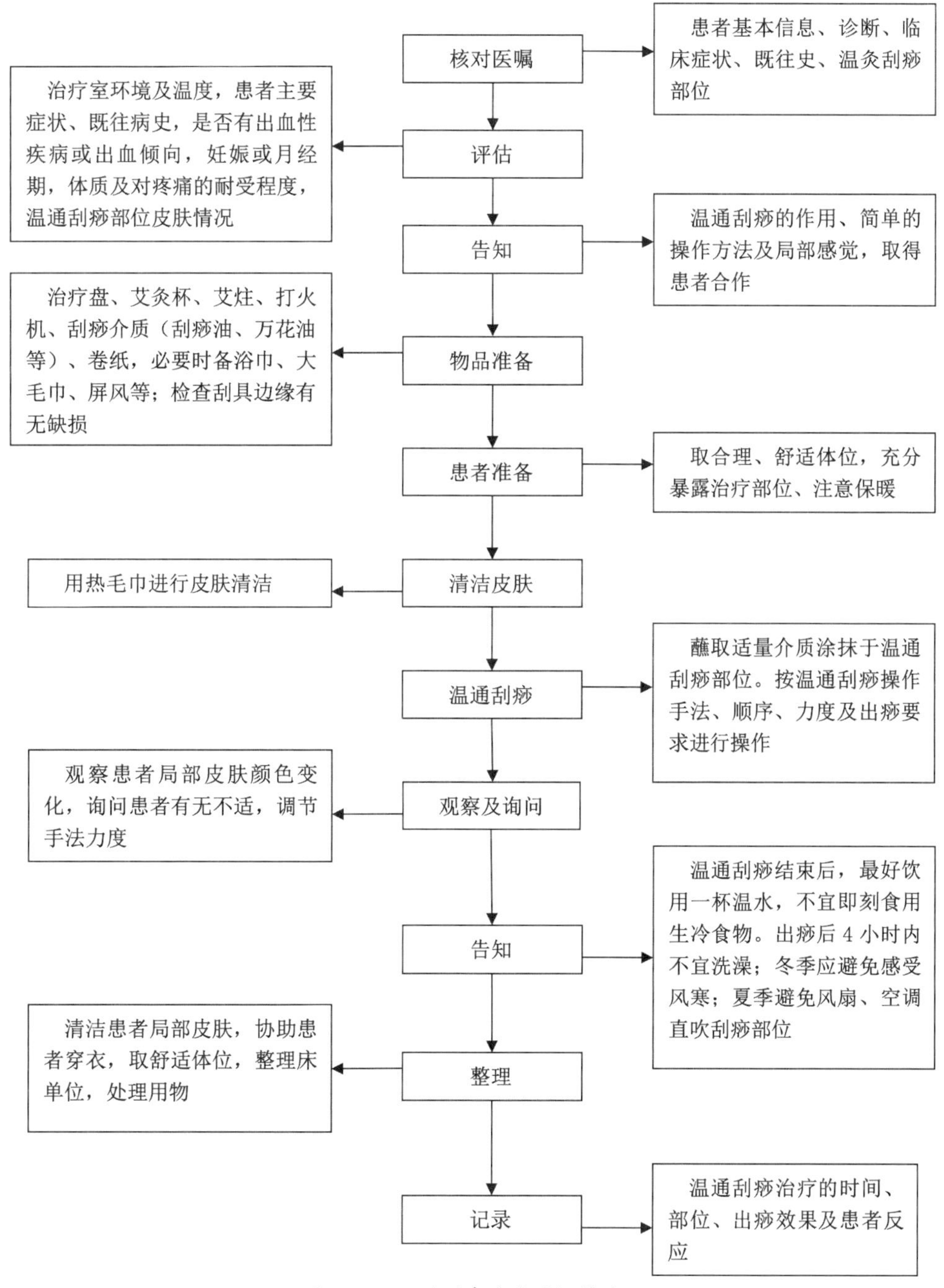

图3–14　温通刮痧疗法的操作流程

七、温通刮痧疗法的操作评分表

表1所示为温通刮痧疗法的操作评分细则。

表1 温通刮痧疗法的操作评分表

项目		要求	应得分	扣分标准		扣分	说明
素质要求		仪表、姿态、装着符合护士职业要求	2	缺1项	−2		
操作前	核对	双人核对医嘱，床旁核对患者信息	4	错漏1项	−4		
	评估	评估患者病情、温通刮痧部位皮肤情况，对疼痛的耐受度，舌苔脉象，询问出血史、二便情况，女性患者询问其经孕期	8	缺1项	−1		
	告知	告知温通刮痧的方法、作用及温通刮痧局部感觉、皮肤情况，取得患者理解与配合	4	缺1项	−1		
	准备	洗手、戴口罩，环境符合操作要求	6	缺1项	−2		
		物品：治疗盘、温通刮痧杯、刮痧介质（如万花油）、酒精灯、打火机、烫伤膏、纱布块、必要时备毛巾，快速手消毒液、屏风、污物桶（按垃圾分类准备）等	6	缺1项	−1		
操作中	实施	床旁核对医嘱及患者信息	3	信息核对错误或不全	−3		
		体位：取舒适体位，充分暴露治疗部位，注意保暖和隐私。清洁皮肤	3	未安置体位或体位不舒适	−3		
		定位：明确腧穴部位，经络走向及刮痧方法	10	定位错误或不当	−5		
		点燃艾炷。刮治手法，运用正确	10	刮痧手法不当	−5		
		刮至局部皮肤发红或出现红紫色痧点，刮治时间合理（局部刮痧时间一般为15~20分钟）	5	皮肤破损	−3		
				时间不合理	−2		
		观察局部皮肤及病情变化，询问患者有无不适	5	过程中未观察病情	−3		
				未询问患者感受	−2		
		清洁局部皮肤，保暖，整理患者衣物，取舒适体位	4	错漏1项	−1		

续表

项目	要求	应得分	扣分标准		扣分	说明
操作后	整理床单位	1	无整理	-1		
	进行健康宣教	5	无健康宣教	-5		
	核对患者信息，清理用物，洗手，记录	4	缺1项	-1		
评价	操作规范、熟练	4	操作不规范、条理性差	-4		
	人文关怀，沟通良好，表达清晰	4	缺少人文关怀	-2		
			无效沟通、表达不清晰	-2		
	患者及家属对护士的操作、解释和护理措施表示理解和满意	4	患者及家属不理解、不满意	-4		
	刮法部位准确、刮出痧点、皮肤情况	3	不符1项	-1		
	完成时间（30分钟）	5	超时	-5		

监考员： 日期： 年 月 日

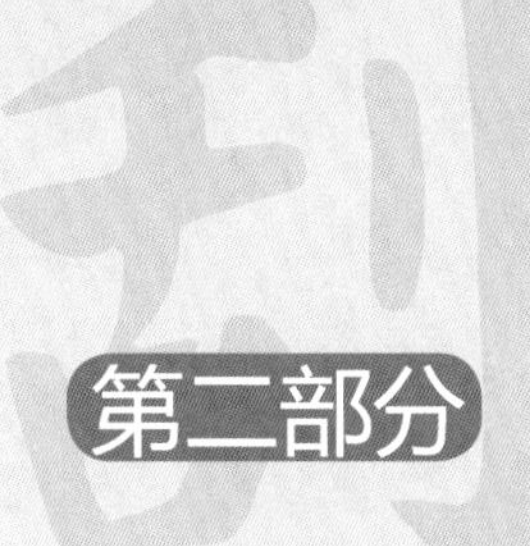

第二部分

常见病的温通刮痧治疗

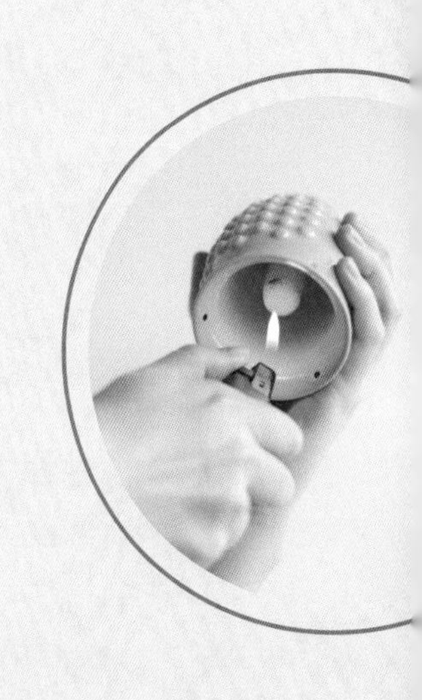

扫码观看以下疾病的操作视频：

网球肘	颈椎病	腰痛	感冒	咳嗽	失眠

便秘	呕吐	过敏性鼻炎	眼周色素沉着（黑眼圈）	月经不调	痛经

第四章 外科疾病

一、网球肘

（一）概述

网球肘又称肱骨外上髁炎，是指由于肘部外伤、劳损或外感风寒湿邪使局部气血凝滞、脉络瘀阻而致的以肘关节外侧前臂伸肌起点处肌腱发炎疼痛为主要临床表现的疾病。特点是肱骨外上髁处局限性疼痛和压痛，以伸腕或伸中指抗阻痛为主要体征，常由前臂伸肌总腱的劳损、退变等所致。

（二）辨证论治

症候分型	症状特点	刮痧手法
风寒湿阻证	肘部重滞疼痛，酸胀不舒，遇风寒疼痛加重，身体怠倦，沉重，大便黏腻不爽。舌淡红，舌苔薄白，脉弦紧	平补平泻法（刮拭按压力中等，速度适中或按压力小，速度快）
气血亏虚证	肘部酸疼反复发作，提物无力，肘外压痛，喜按喜揉，可见少气懒言。舌淡红，舌苔薄，脉细弱	补法（刮拭按压力小，速度慢）
瘀血阻络证	肘部肿痛或刺痛拒按，活动疼痛加重，夜间疼痛加重，面色暗沉。舌暗淡或有瘀点、瘀斑，苔白，脉细涩	平补平泻法（刮拭按压力大，速度慢）

（三）操作要领

1. 刮拭经络

治疗时常采用单边刮法，在关节缝隙处采用点拨法，结节或痛处可适当加强揉刮；刮拭肌肉丰厚处可用平推法；杯身发热后使用滚刮法收缩皮肤毛孔。

（1）刮拭手阳明大肠经：从上到下用单边刮法刮拭臂臑至手五里，手五里至

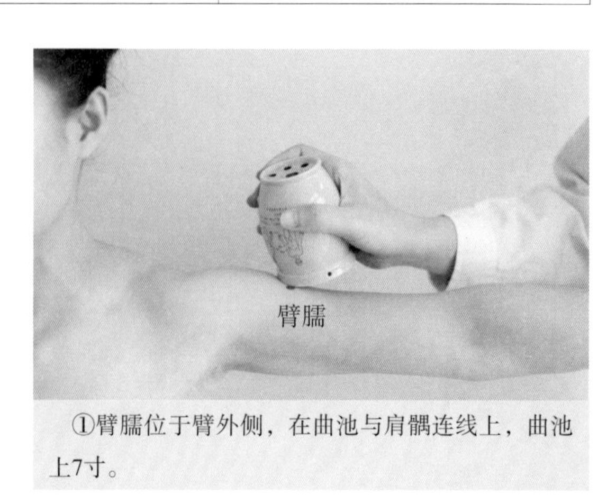

①臂臑位于臂外侧，在曲池与肩髃连线上，曲池上7寸。

肘髎，用点拨法刮拭曲池，继续用单边刮法刮拭手三里至阳溪，再用点拨法刮拭阳溪和合谷。刮拭的重点穴位详见图4-1。

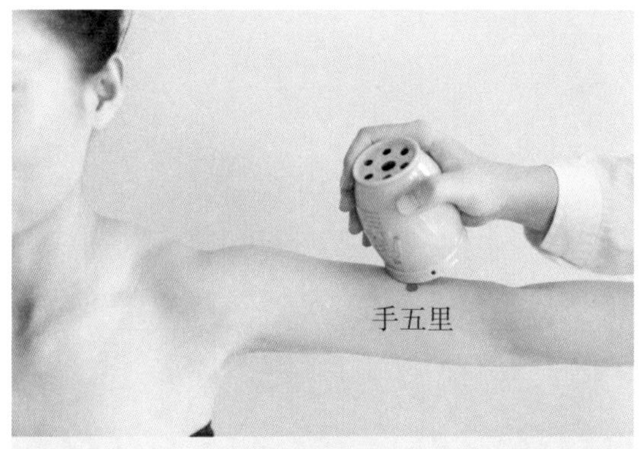

②手五里在臂外侧，在曲池与肩髃连线上，曲池上3寸处。

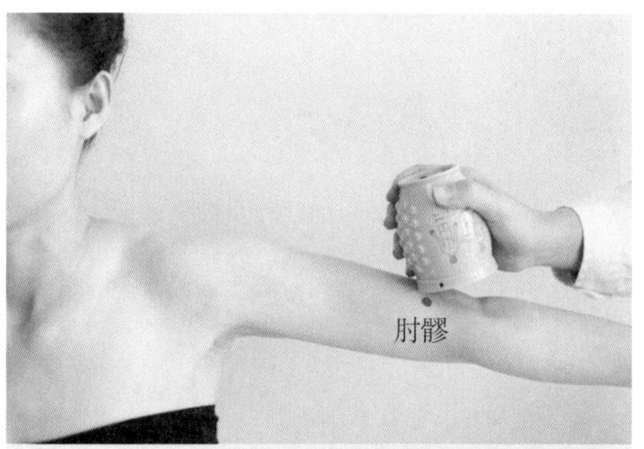

③肘髎在肘区，肱骨外上髁上缘，髁上嵴的前缘，曲池上1寸。

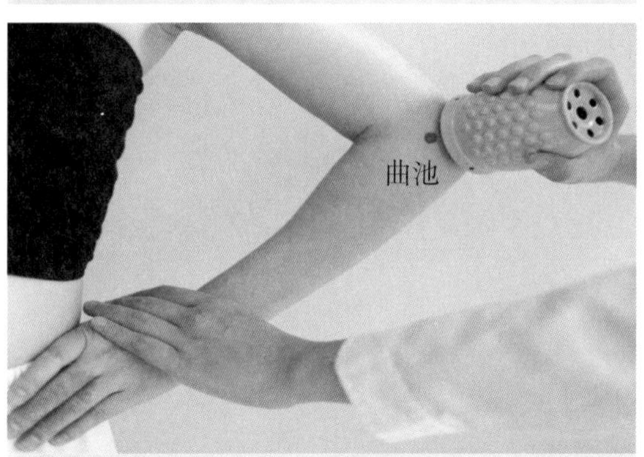

④曲池在肘区，尺泽与肱骨外上髁连线中点凹陷处。

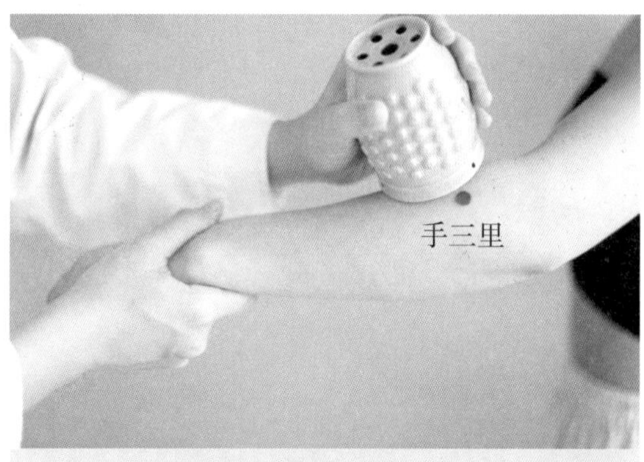

⑤手三里在前臂背面桡侧，肘横纹下2寸，阳溪与曲池连线上。

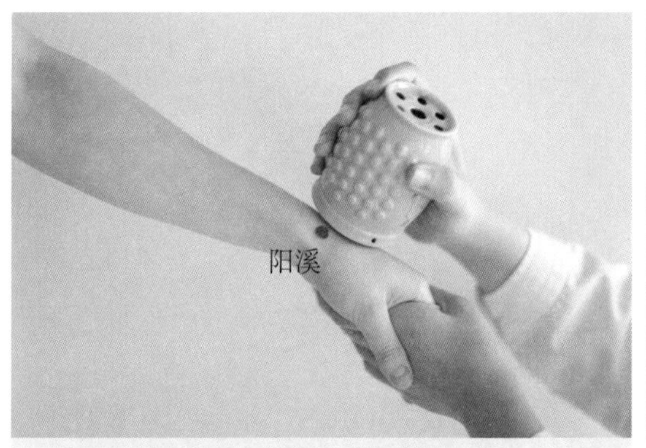

⑥阳溪在腕背横纹桡侧，手拇指向上翘时，当拇短伸肌腱与拇长伸肌腱之间的凹陷中。

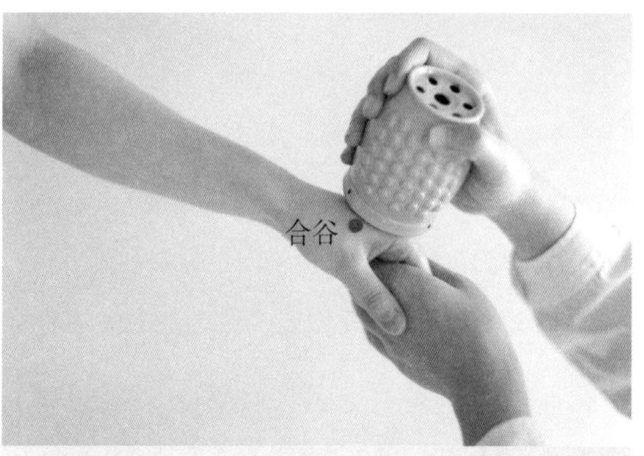

⑦合谷位于手背，第1与第2掌骨间，当第2掌骨桡侧的中点处。

图4-1　刮拭手阳明大肠经治疗网球肘的重点穴位

（2）刮拭手少阳三焦经：从上到下用单边刮法刮拭臑会至天井，点拨天井，继续用单边刮法刮拭四渎至阳池。刮拭的重点穴位详见图4-2。

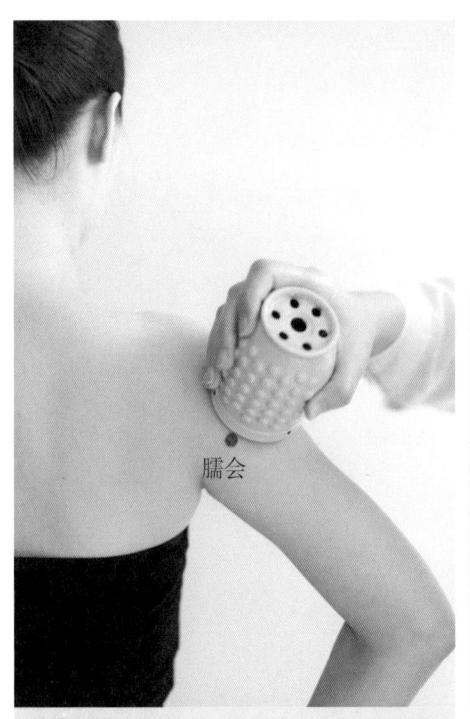

①臑会在臂后区，肩峰角下3寸，三角肌的后下缘。

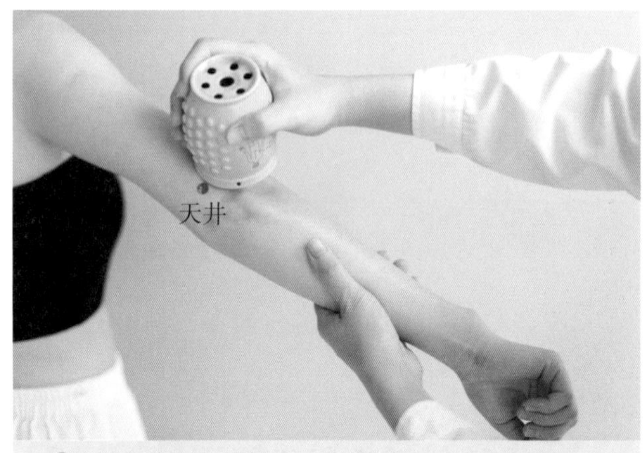

②天井在肘后区，肘尖上1寸凹陷中。

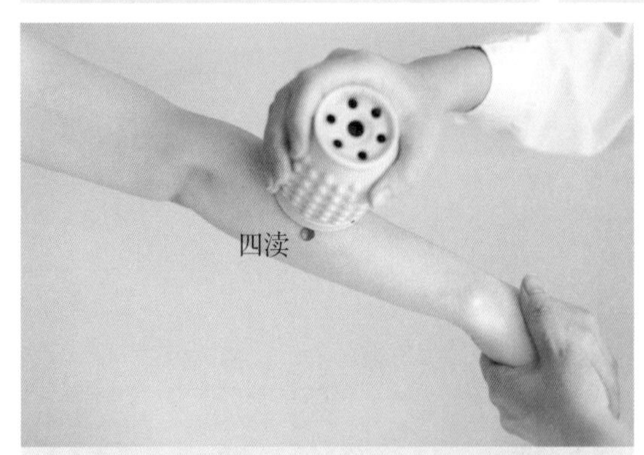

③四渎在前臂后区，肘尖下5寸，尺骨与桡骨间隙中点。

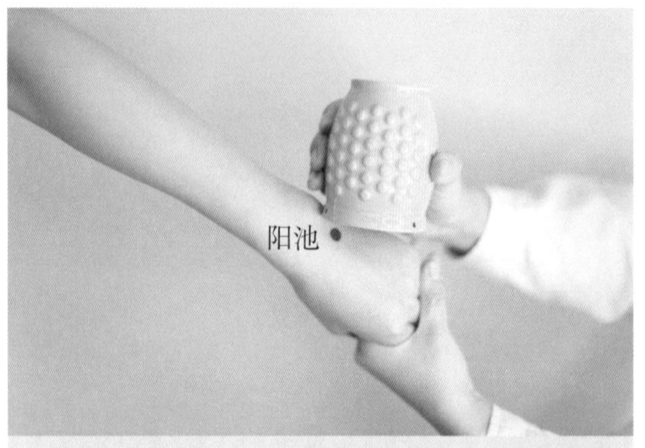

④阳池在腕背区，腕背侧远端横纹上，指伸肌腱的尺侧缘凹陷中。

图4-2　刮拭手少阳三焦经治疗网球肘的重点穴位

（3）刮拭手太阳小肠经：从上到下先点拨肩贞，再用单边刮法从肩贞顺刮至小海，点拨小海，继续用单边刮法刮拭支正至养老。刮拭的重点穴位详见图4-3。

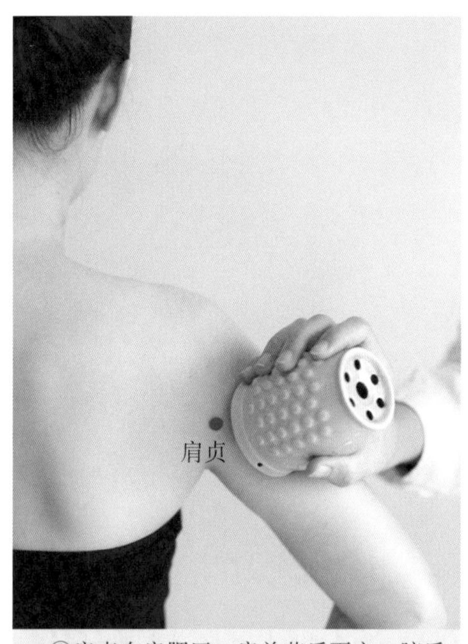

①肩贞在肩胛区，肩关节后下方，腋后纹头直上1寸。

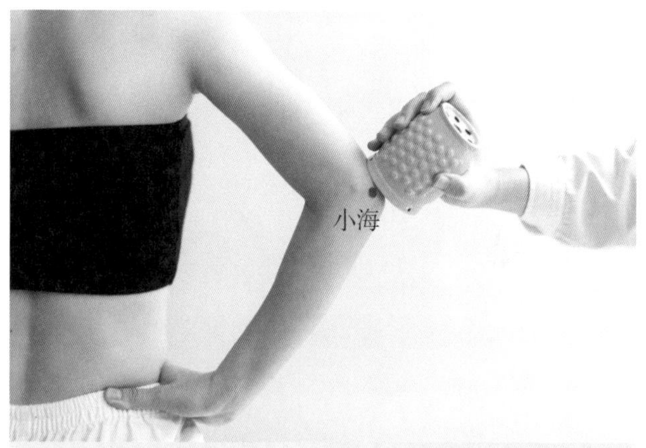

②小海在肘后区，尺骨鹰嘴与肱骨内上髁之间凹陷中。

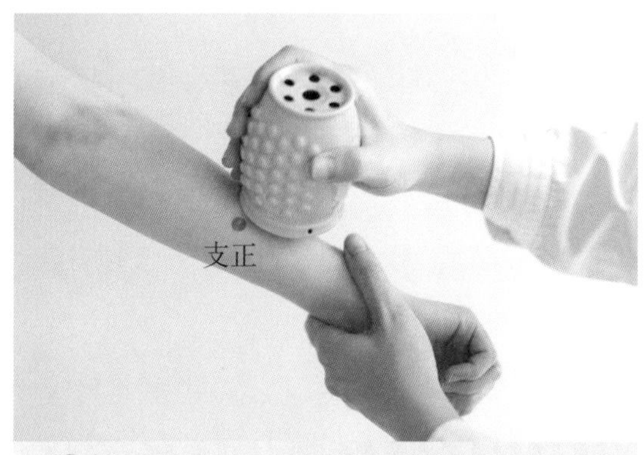

③支正在前臂后区，腕背侧远端横纹上5寸，尺骨尺侧与尺侧腕屈肌之间。

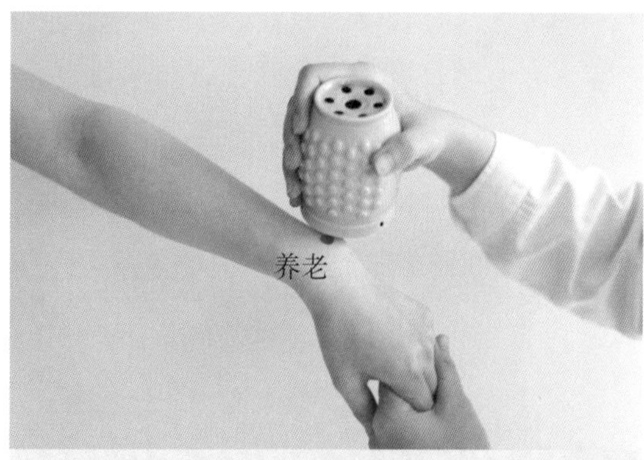

④养老在前臂后区，腕背横纹上1寸，尺骨头桡侧凹陷中。

图4-3 刮拭手太阳小肠经治疗网球肘的重点穴位

2. 重点刮拭部位

肘髎、曲池、手三里、合谷具有舒筋活络、通经止痛，是治疗网球肘的特效穴，采用揉刮法或点拨法，每穴位重点刮拭2~3分钟。

（四）注意事项

（1）关节连接处和肘窝不可用强力重刮，刮至皮肤潮红即可，不强求出痧。痛点部位应多刮，选用揉刮法、点拨法，用力持续均匀，由轻到重，以患者耐受为度。一般刮至局部皮肤出现红色或紫红色斑点为宜，可达到镇痛、消炎、活血化瘀的目的。

（2）治疗期间，患者减少肘部活动，忌粗暴强拉、拧东西、提重物等，避免造成继发性损伤。养成运动前充分热身，运动后按摩手臂、放松肌肉的好习惯。

（3）多吃鲜果蔬菜，补充钙、铁、蛋白质及微量元素，忌烟、酒及辛辣刺激性食物。

（4）坚持防治结合，缓解期可配合穴位按摩、局部热敷、手腕手臂力量和柔韧性训练等，以舒筋活血，理筋整复，预防疼痛反复发作。

二、颈椎病

（一）概述

颈椎病又称颈椎综合征，由风寒湿邪、肌肉劳损、脾肾气虚，引起的瘀血阻脉、血运不畅、气血筋骨失养所致以颈肩部疼痛、筋急、项强等为主要表现的疾病综合征，病位在颈项，与肝、脾、肾相关。

（二）辨证论治

症候分型	症状特点	刮痧手法
风寒湿阻证	颈、肩、上肢窜痛麻木，以痛为主，头有沉重感，颈部僵硬，活动不利，恶寒畏风。舌淡红，舌苔薄白，脉弦紧	平补平泻法（刮拭按压力大，速度慢）
肝肾不足证	眩晕头痛，耳鸣耳聋，失眠多梦，肢体麻木，面红目赤。舌红少津，舌苔薄，脉弦	补法（刮拭按压力小，速度慢）
气血亏虚证	头晕目眩，面色苍白，心悸气短，四肢麻木，怠倦乏力。舌淡红，舌苔薄，脉细弱	补法（刮拭按压力小，速度慢）
气滞血瘀证	颈、肩、上肢刺痛，痛处固定，伴有肢体麻木。舌暗，舌苔薄，脉弦	泻法（刮拭按压力大，速度快）
痰湿阻络证	头晕目眩，头重如裹，四肢麻木不仁，纳呆。舌暗红，舌苔厚腻，脉弦滑	平补平泻法（刮拭按压力中等，速度适中）

（三）操作要领

1. 刮拭经络

治疗时常采用单边刮法，在关节缝隙处采用点拨法，结节或痛处可适当加强揉刮；刮拭肌肉丰厚处可用平推法；杯身发热后使用滚刮法收缩皮肤毛孔。

（1）刮拭督脉：从上到下采用单边刮法刮拭风府至哑门，重点点拨风府，继续用单边刮法刮拭哑门至大椎，重点揉刮大椎。刮拭的重点穴位详见图4-4。

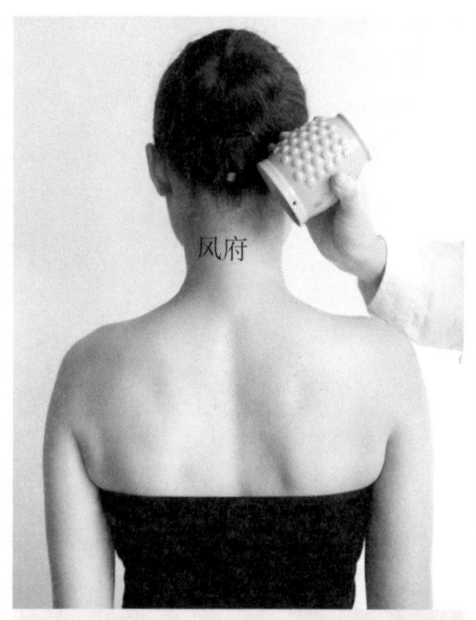

①风府位于项部，当后发际直上1寸，枕外隆凸直下，两侧斜方肌之间凹陷中。

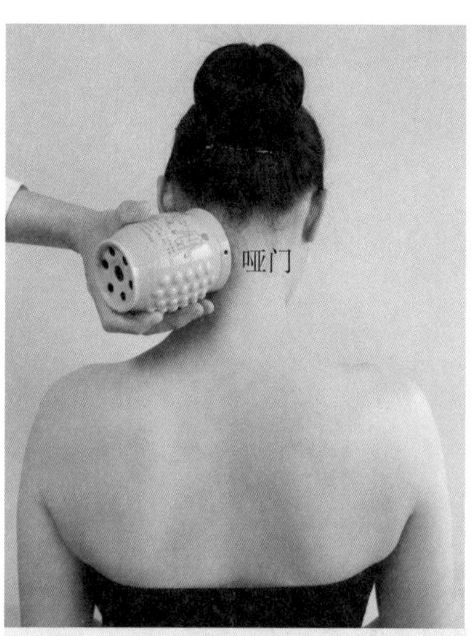

②哑门位于项部，后发际正中直上0.5寸。

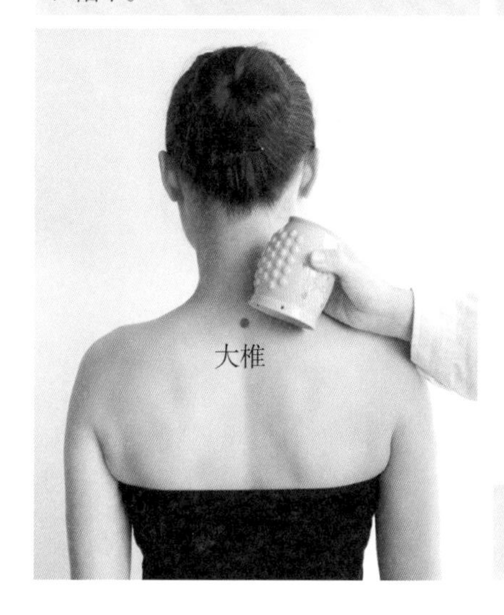

③大椎在后正中线下，第7颈椎棘突下凹陷中。

图4-4　刮拭督脉治疗颈椎病的重点穴位

（2）刮拭足太阳膀胱经：从上到下采用单边刮法刮拭天柱至大杼、大杼至风门，重点点拨天柱，然后采用单边刮法从天柱缓慢刮拭至风门。刮拭的重点穴位详见图4-5。

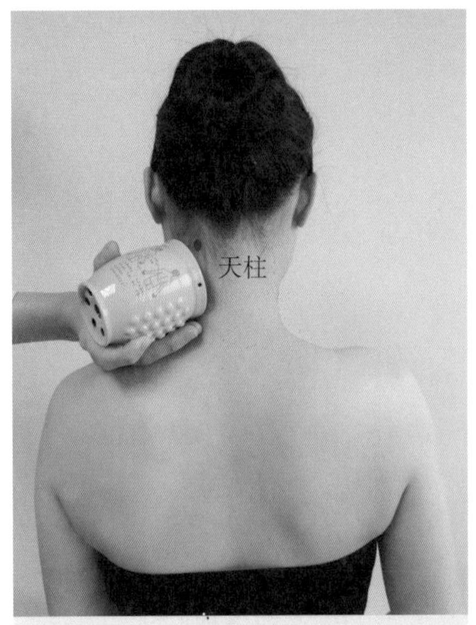

①天柱位于后发际正中旁开1.3寸，当斜方肌外缘凹陷中。

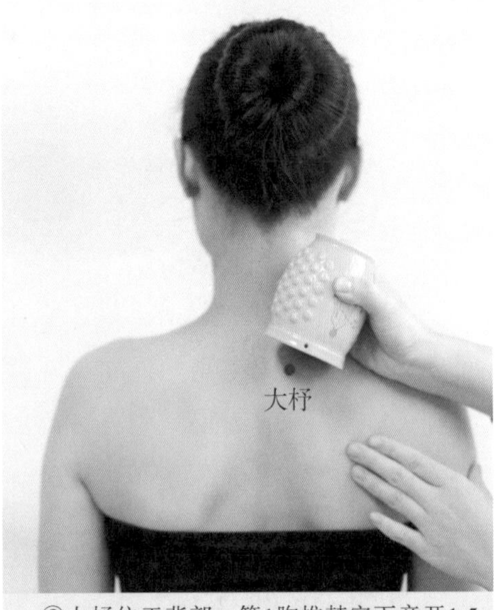

②大杼位于背部，第1胸椎棘突下旁开1.5寸。

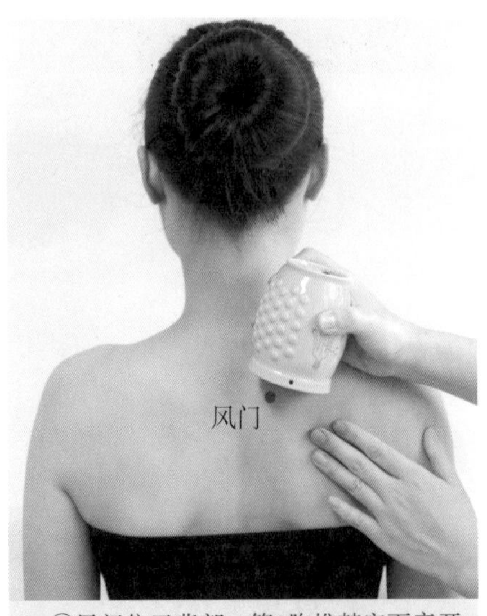

③风门位于背部，第2胸椎棘突下旁开1.5寸。

图4-5　刮拭足太阳膀胱经治疗颈椎病的重点穴位

（3）刮拭足少阳胆经：从上到下采用单边刮法刮拭风池至肩井，重点点拨风池、肩井。刮拭的重点穴位详见图4–6。

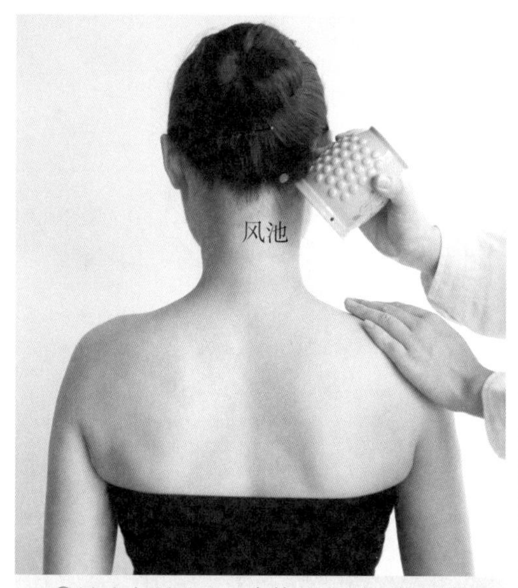

①风池在颈后区，当枕骨之下，与风府相平，胸锁乳突肌与斜方肌上端之间的凹陷中。

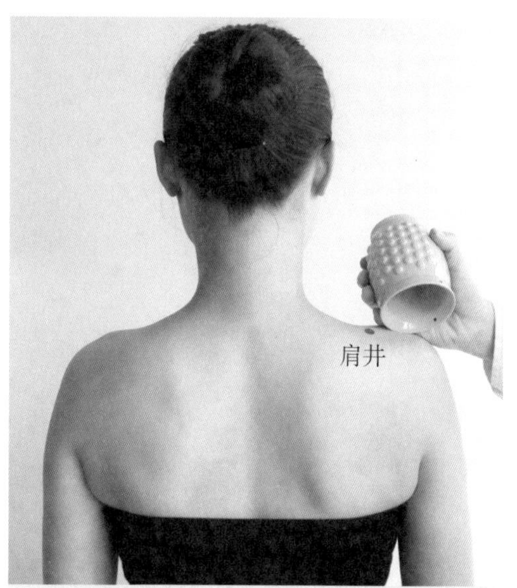

②肩井在肩上，当第7颈椎棘突与肩峰最外侧点连线的中点。

图4–6　刮拭足少阳胆经治疗颈椎病的重点穴位

2. 重点刮拭部位

大椎、天柱、风府、风池具有清热散风、通关开窍的作用，是治疗颈椎病的特效穴，采用单边刮法或点拨法，每穴位重点刮拭2~3分钟。

（四）注意事项

（1）颈部刮痧顺序从上到下，由内到外，力度适当均匀，以皮下出痧成大米状红斑为宜。大椎、肩峰处轻刮，不强求出痧，出痧重的部位及阿是穴以点拨法重刮。刮痧前充分润滑皮肤，避免刮伤。

（2）刮痧部位注意保暖，刮痧后4小时内不宜洗澡，避免吹风。

（3）合理使用枕头，姿势端正，避免久坐久趴，饮食清淡，忌浓茶、咖啡、烟酒。

（4）劳逸结合，配合颈部操、颈部肌肉锻炼和按摩，以疏通经络，行气活血止痛。

三、腰痛

（一）概述

腰痛指因外感、内伤及闪挫伤导致腰部气血运行不畅或失于濡养所引起的腰痛伴下肢放射性麻木、疼痛等为主要表现的一组疾病。本病基本病机为筋脉痹阻，腰府失养，可反复发作，严重者可出现间歇性跛行。

（二）辨证论治

症候分型	症状特点	刮痧手法
肾阴虚证	隐隐作痛，酸软无力，缠绵不愈，心烦少寐，口燥咽干，面色潮红，手足心热。舌红，苔少，脉弦细数	补法（刮拭按压力小，速度慢）
肾阳虚证	隐隐作痛，酸软无力，缠绵不愈，局部发凉，喜温喜按，遇劳更甚，卧则减轻，常反复发作，面色白，肢冷畏寒。舌淡，苔薄白，脉沉细无力	补法（刮拭按压力小，速度慢）
寒湿证	腰部冷痛重着，转侧不利，静卧病痛不减，寒冷或阴雨天加重。舌淡，苔白腻，脉沉而迟缓	补法（刮拭按压力小，速度慢）
湿热证	腰部疼痛，重着而热，暑湿阴雨天气加重，活动后或可减轻，身体困重，小便短赤。舌红，苔黄腻，脉濡数或弦数	泻法（刮拭按压力大，速度快）
瘀血证	腰痛如刺，痛有定处，痛处拒按，日轻夜重，轻者俯仰不便，重者不能转侧。舌暗紫，或有瘀斑，脉涩	平补平泻法（刮拭按压力大，速度慢），出痧后即改为补法（刮拭按压力小，速度慢）

（三）操作要领

1. 刮拭经络

治疗时常采用单边刮法，在关节缝隙处采用点拨法，结节或痛处可适当加强揉刮；刮拭肌肉丰厚处可用平推法；杯身发热后使用滚刮法收缩皮肤毛孔。

（1）刮拭督脉：自上而下沿背部督脉采用单边刮法刮拭中枢至腰俞，重点揉刮腰俞。刮拭的重点穴位详见图4-7。

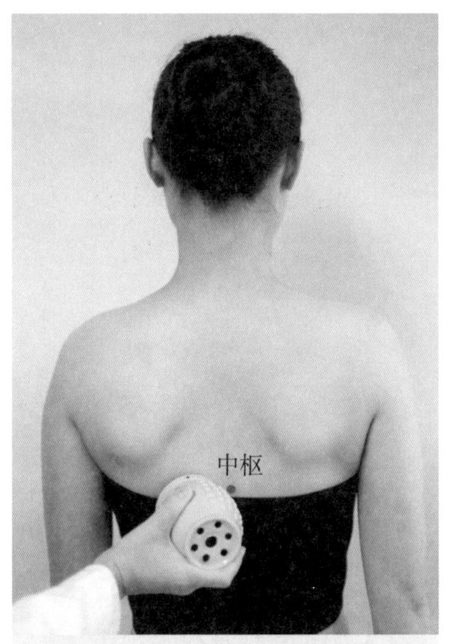

①中枢在两侧肩胛下角连线与后正中线相交处向下推3个椎体（第10胸椎棘突下凹陷处）。

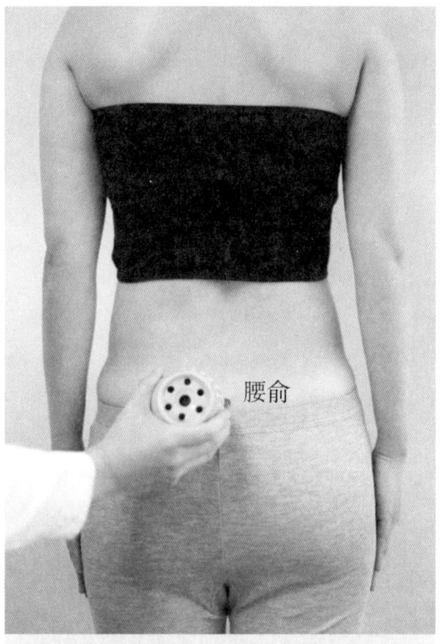

②腰俞在骶区，正对骶管裂孔处，后正中线上。

图4-7　刮拭督脉治疗腰痛的重点穴位

（2）刮拭足太阳膀胱经：从上到下采用单边刮法刮拭脾俞至膀胱俞，再采用平推法刮拭阳纲至胞肓；然后采用单边刮法刮拭殷门至委中，重点揉刮殷门、委中，再用平推法从委中刮至承山，用单边刮法从承山刮至昆仑。刮拭的重点穴位详见图4-8。

2. 重点刮拭部位

腰俞、肾俞、委中、承山具有通经活络、散寒止痛的作用，是治疗腰痛的特效穴，采用揉刮法或点拨法，每穴位重点刮拭2~3分钟。

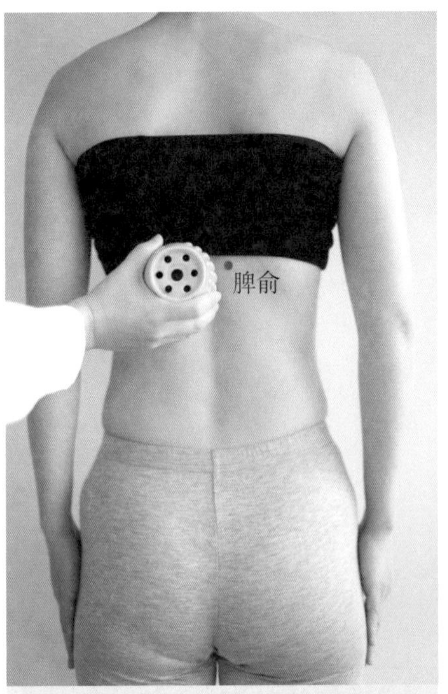

①脾俞在背部，第11胸椎棘突下，旁开1.5寸。

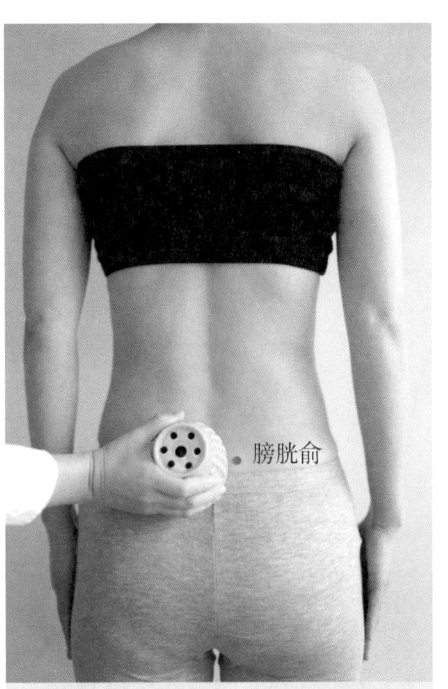

②膀胱俞位于骶区，横平第2骶后孔，骶正中嵴旁开1.5寸。

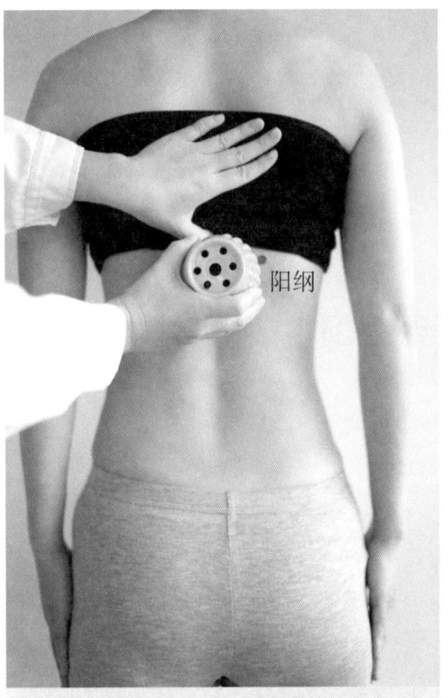

③阳纲在背部，第10胸椎棘突下，旁开3寸。

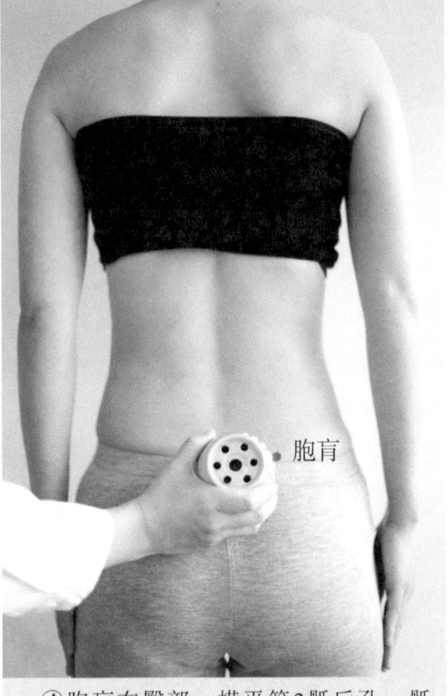

④胞肓在臀部，横平第2骶后孔，骶正中嵴旁开3寸。

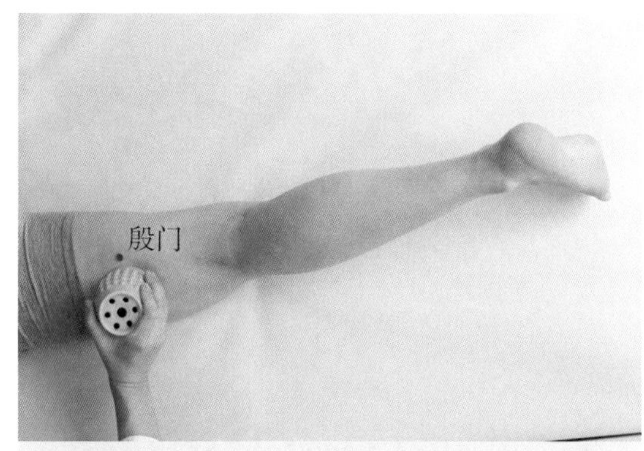

⑤殷门位于大腿后区，臀横纹下6寸，股二头肌与半腱肌之间。

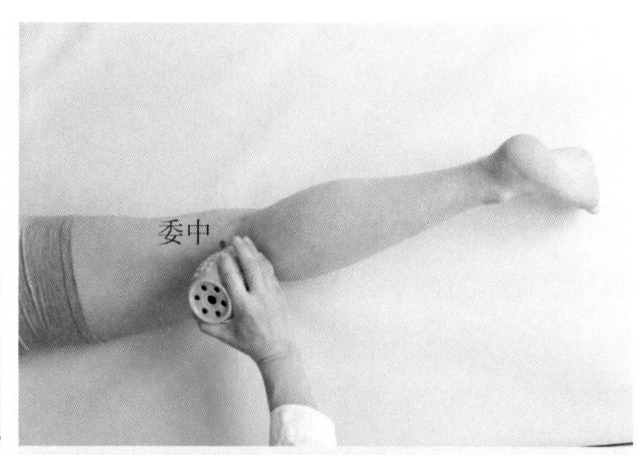

⑥委中位于膝后区，腘横纹中点。

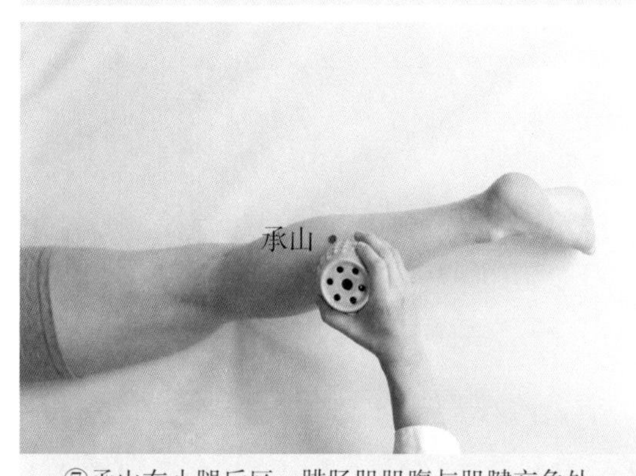

⑦承山在小腿后区，腓肠肌肌腹与肌腱交角处。

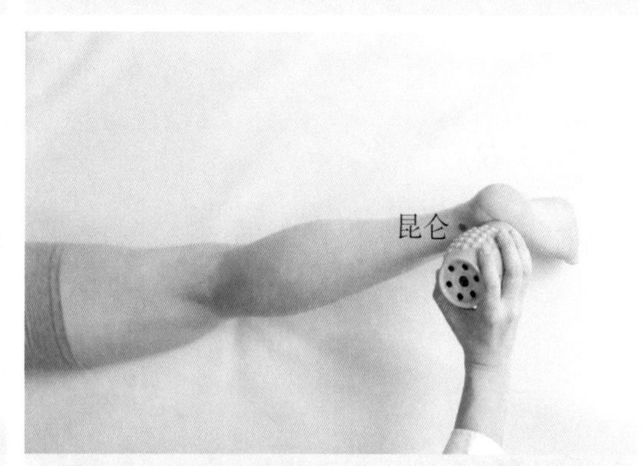

⑧昆仑位于足部外踝后方，外踝尖与跟腱之间的凹陷处。

图4-8 刮拭足太阳膀胱经治疗腰痛的重点穴位

（四）注意事项

（1）急性期患者以揉刮法软化结节，用点拨法疏通经络，以患者疼痛耐受为度；非急性期多采用平刮法、揉刮、滚刮法，以背部皮肤发红、微热、出痧为宜。

（2）快速滚刮时注意杯身的温度，防止烫伤皮肤。

（3）保暖防寒，长时间坐车或行走，应佩戴腰护封；急性期需卧硬板床休息，避免久坐。

（4）补充含钙、蛋白质、维生素B族等元素的食物，增强骨骼强度和肌肉力量。

（5）加强腰背肌锻炼，如三点支撑法、五点支撑法，循序渐进，避免疲劳；配合腰部热敷、艾灸等，以活血化瘀、温通散寒止痛。

四、膝关节痛

（一）概述

膝关节痛属中医学“痹病”范畴，指因卫气不固、腠理空虚以致风寒湿邪乘虚侵入膝关节，导致气血痹阻不通，不通则痛，引起膝关节酸痛、麻木、重着及屈伸不利等症状。

（二）辨证论治

症候分型	症状特点	刮痧手法
筋骨寒湿证	膝部疼痛，以冷痛为主，或为酸重痛，阴雨天疼痛加重，或有肿胀，膝关节活动不利，膝部喜温畏冷。舌淡，苔薄白，脉细弱或细涩	补法（刮拭按压力小，速度慢）
筋骨瘀滞证	骨节疼痛，位置固定，或为刺痛，夜间痛甚，或有关节僵硬、关节畸形，舌偏红，苔白，脉沉迟	平补平泻法（刮拭按压力大，速度慢）
筋骨湿热证	膝部疼痛，多为灼痛，或为酸胀痛，关节积液，局部红肿、灼热感；舌红，苔少，脉细数	泻法（刮拭按压力大，速度快）
筋骨痰湿证	膝部疼痛，多为隐痛，或为酸胀痛，滑膜增厚，局部稍肿，患者体型较胖。舌偏红，苔白腻，脉弦滑	平补平泻法（刮拭按压力中等，速度适中）

（三）操作要领

1. 刮拭经络

治疗时常采用单边刮法，在关节缝隙处采用点拨法，结节或痛处可适当加强揉刮；刮拭肌肉丰厚处可用平推法；杯身发热后使用滚刮法收缩皮肤毛孔。

（1）刮拭足阳明胃经：从上到下采用单边刮法刮拭髀关至梁丘，重点揉刮梁丘，点拨犊鼻，继续用单边刮法顺刮至冲阳。刮拭的重点穴位详见图4-9。

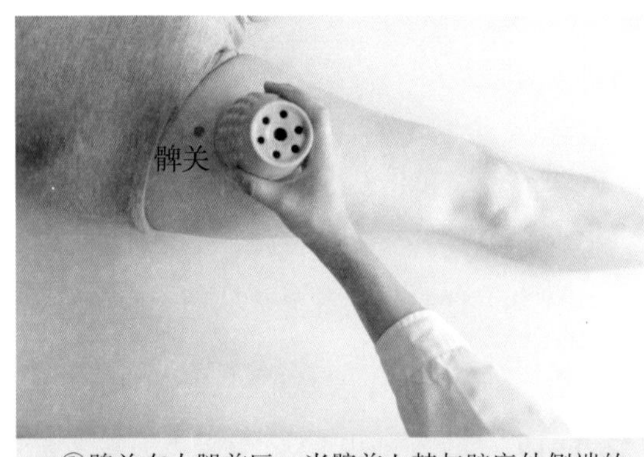

①髀关在大腿前区，当髂前上棘与髌底外侧端的连线上，屈髋时，平会阴，居缝匠肌外侧凹陷处。

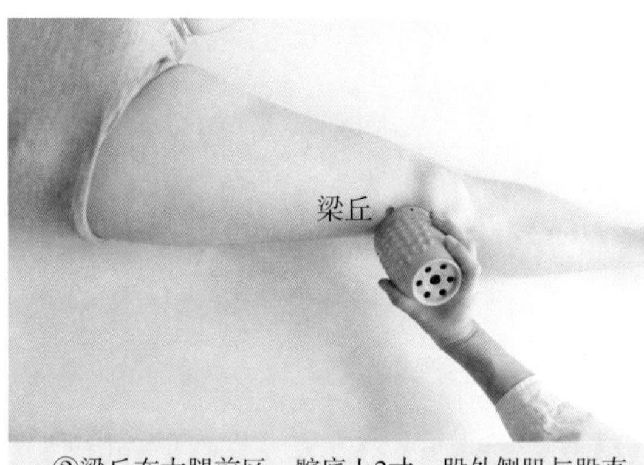

②梁丘在大腿前区，髌底上2寸，股外侧肌与股直肌肌腱之间。

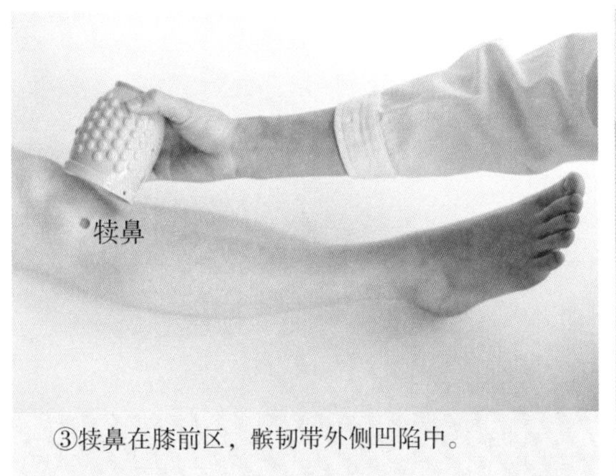

③犊鼻在膝前区，髌韧带外侧凹陷中。

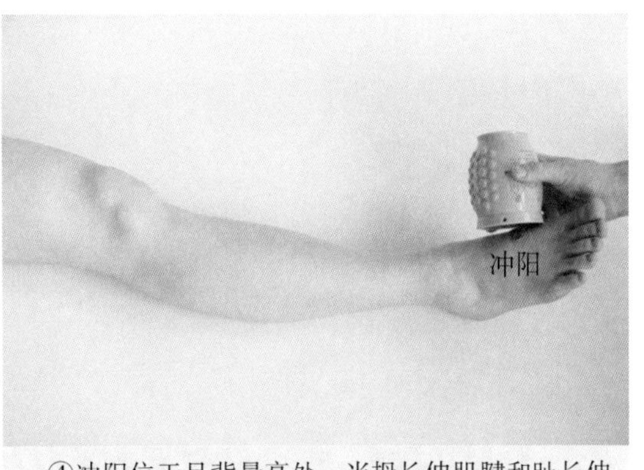

④冲阳位于足背最高处，当拇长伸肌腱和趾长伸肌腱之间，足背动脉搏动处。

图4–9 刮拭足阳明胃经治疗膝关节痛的重点穴位

（2）刮拭足太阴脾经：从上到下采用单边刮法刮拭血海至阴陵泉，重点点拨阴陵泉、地机，继续用单边刮法顺刮至公孙。刮拭的重点穴位详见图4–10。

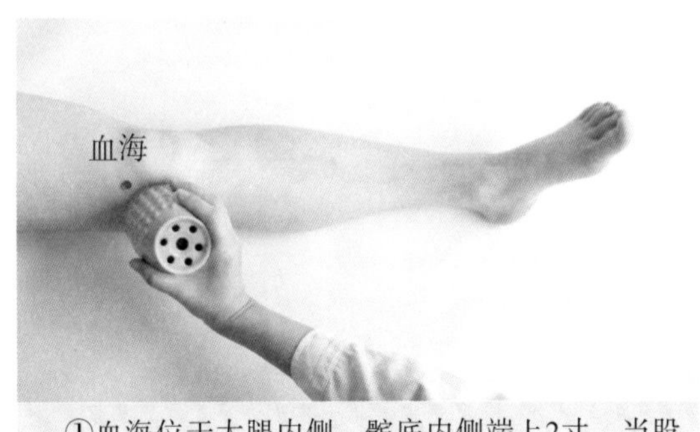

①血海位于大腿内侧，髌底内侧端上2寸，当股四头肌内侧头的隆起处。

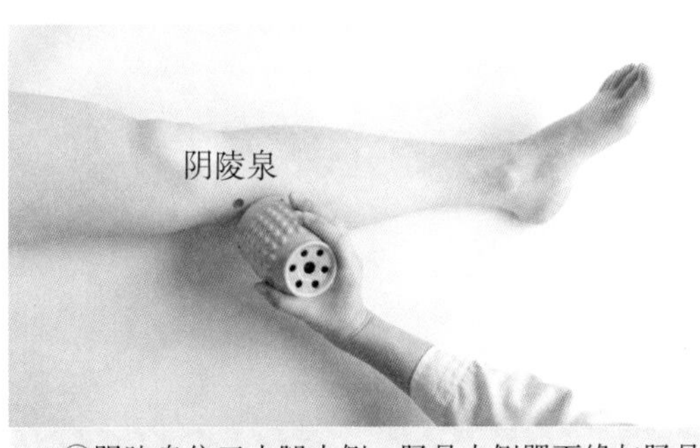

②阴陵泉位于小腿内侧，胫骨内侧髁下缘与胫骨内侧缘之间的凹陷中。

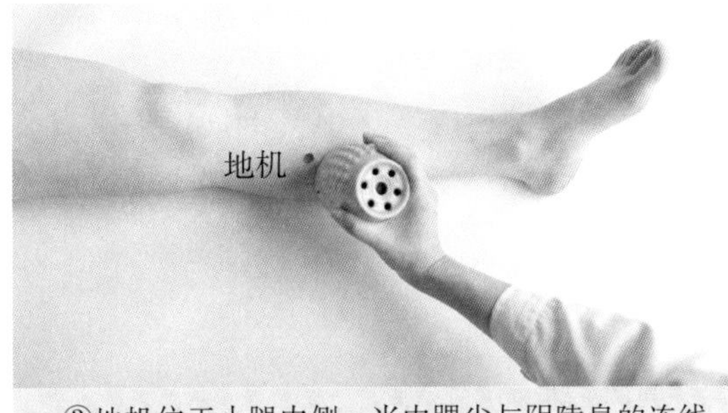

③地机位于小腿内侧，当内踝尖与阴陵泉的连线上，阴陵泉下3寸。

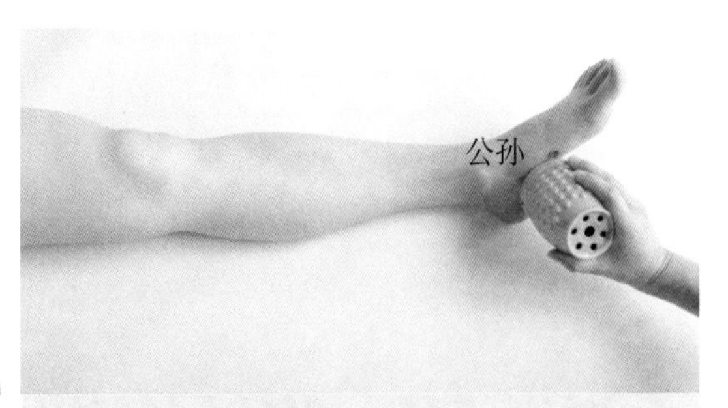

④公孙位于足内侧缘，第1跖骨基底的前下方，赤白肉际处。

图4–10 刮拭足太阴脾经治疗膝关节痛的重点穴位

（3）刮拭足少阳胆经：采用单边刮法刮拭风市至阳陵泉，重点揉刮风市，点拨阳陵泉，继续采用单边刮法刮拭阳交至侠溪。刮拭的重点穴位详见图4-11。

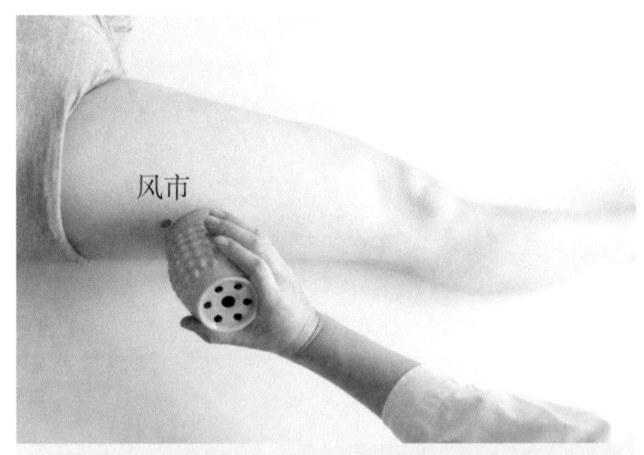

①风市在大腿部，髌底上7寸，大腿外侧的中线上，直立垂手时，掌心贴于大腿时，中指尖所指凹陷中。

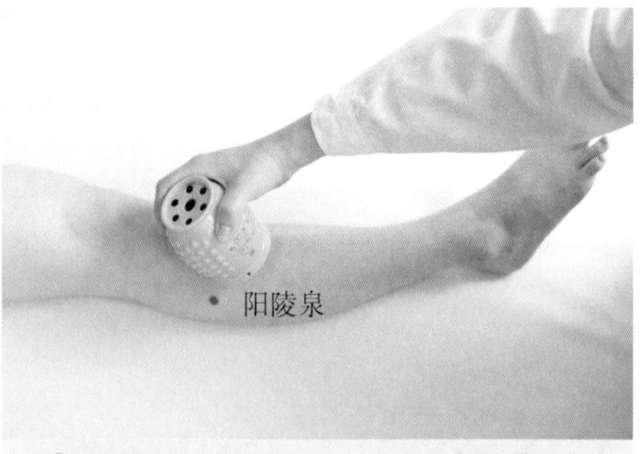

②阳陵泉位于膝盖斜下方，小腿外侧之腓骨小头稍前凹陷中。

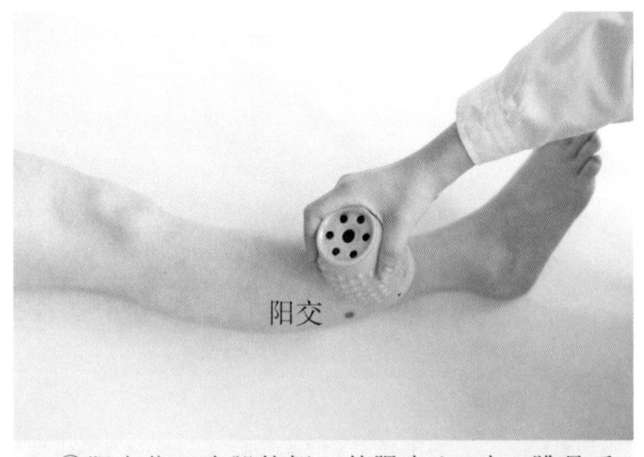

③阳交位于小腿外侧，外踝尖上7寸，腓骨后缘。

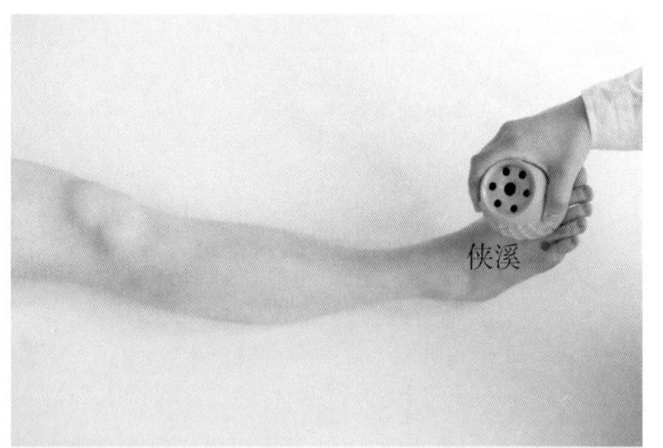

④侠溪位于足背外侧，当第4、5趾间，趾蹼缘后方赤白肉际处。

图4-11　刮拭足少阳胆经治疗膝关节痛的重点穴位

（4）刮拭足太阳膀胱经：从上到下采用单边刮法刮拭殷门至委中，重点揉刮殷门、委中，再用平推法从委中刮至承山，用单边刮法刮拭承山至昆仑。刮拭的重点穴位详见图4-12。

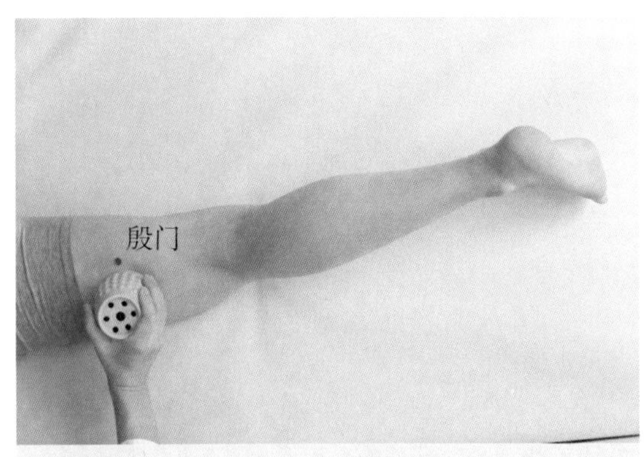

①殷门位于在大腿后区，臀横纹下6寸，股二头肌与半腱肌之间。

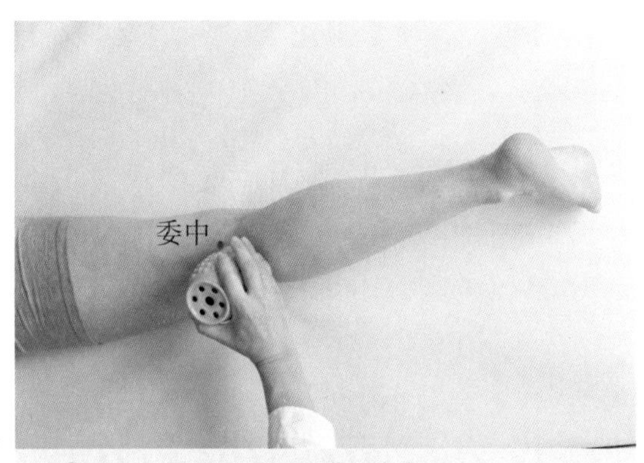

②委中位于膝后区，腘横纹中点。

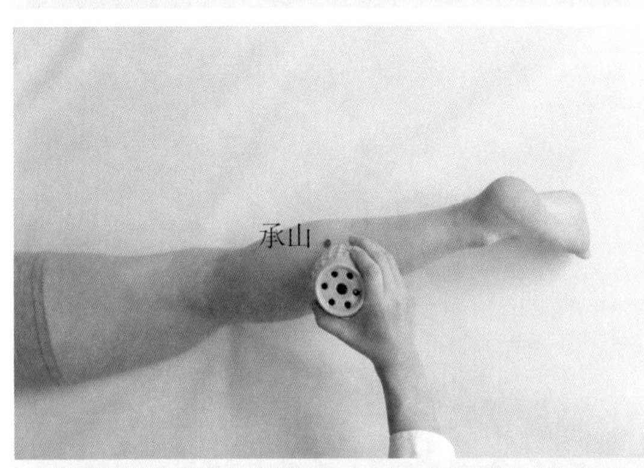

③承山在小腿后区，腓肠肌肌腹与肌腱交角处。

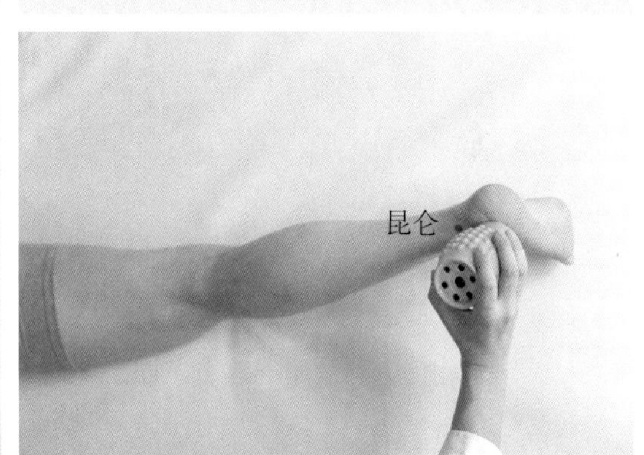

④昆仑位于足部外踝后方，外踝尖与跟腱之间的凹陷处。

图4-12　刮拭足太阳膀胱经治疗膝关节痛的重点穴位

2. 重点刮拭部位

梁丘、阴陵泉、阳陵泉、犊鼻具有通经利节、通络止痛的作用，是治疗膝关节痛的特效穴，采用揉刮法或点拨法，每穴位重点刮拭2~3分钟。

（四）注意事项

（1）治疗时一般不追求出痧，用滚刮法、揉刮法放松肌肉，滑利关节；痛点处用揉刮法、点拨法、单边刮法，达到消炎止痛的目的。

（2）如膝关节红肿热痛，病势较急，局部灼热等禁用温通刮痧疗法。

（3）注意避免吃辛辣、生冷、油腻食物，多吃水果、蔬菜。

（4）适量进行户外锻炼，给膝关节减负，避免进行损伤性动作；避免膝关节受凉，避免坐卧湿地。

五、坐骨神经痛

（一）概述

坐骨神经痛是指坐骨神经分布区域周围，以臀部、大腿后侧、小腿后外侧、足背外侧为主的放射性疼痛麻木为主症的疾病。坐骨神经痛属于中医学“痹病”范畴，主要病因为腰部闪挫、劳损、外伤等。

（二）辨证论治

症候分型	症状特点	刮痧手法
寒湿外袭证	下肢拘急疼痛，多沿腰腿外侧、腰腿后侧放射，遇寒加剧，得热则舒；局部常有冷感，入夜尤甚；或肢体重着不移，伴肌肤不仁。舌淡，苔薄白或白腻，脉沉涩或紧	平补平泻法（刮拭按压力中等，速度适中）
肝肾不足证	腰腿酸软乏力，筋脉时有牵引拘急，步履困难，过劳则疼痛加重，卧时痛减，烦躁盗汗，头晕耳鸣，面赤火升，夜尿频多，大便干结。舌红，苔少，脉细或细数	补法（刮拭按压力小，速度慢）
气滞血瘀证	病程久长，反复发作，或跌扑损伤，疼痛剧烈，痛如针刺，或疼痛麻木患肢不可屈伸，按压腰腿后外侧之经络穴点，多有明显压痛。舌上多见紫色瘀斑，苔薄，脉细涩或沉迟	泻法（刮拭按压力大，速度快）

（三）操作要领

1. 刮拭经络

治疗时常采用单边刮法，在关节缝隙处采用点拨法，结节或痛处可适当加强揉刮；刮拭肌肉丰厚处可用平推法；杯身发热后使用滚刮法收缩皮肤毛孔。

刮拭足太阳膀胱经：从上到下采用单边刮法刮拭肾俞至次髎，然后从秩边刮至承扶，重点揉刮承扶；继续用单边刮法顺刮承扶至委中，重点揉刮承扶、委中。刮拭的重点穴位详见图4–13。

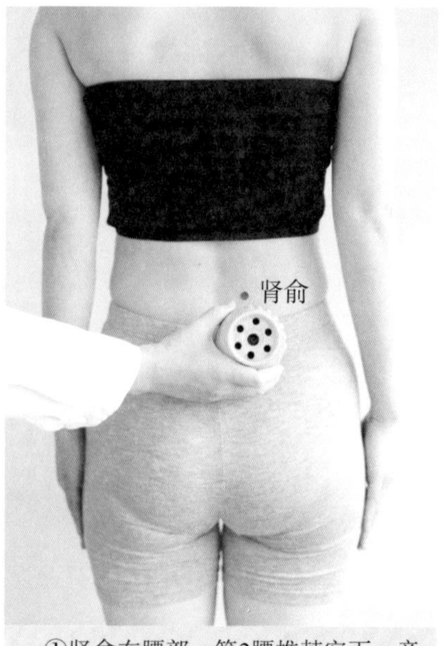

①肾俞在腰部，第2腰椎棘突下，旁开1.5寸。

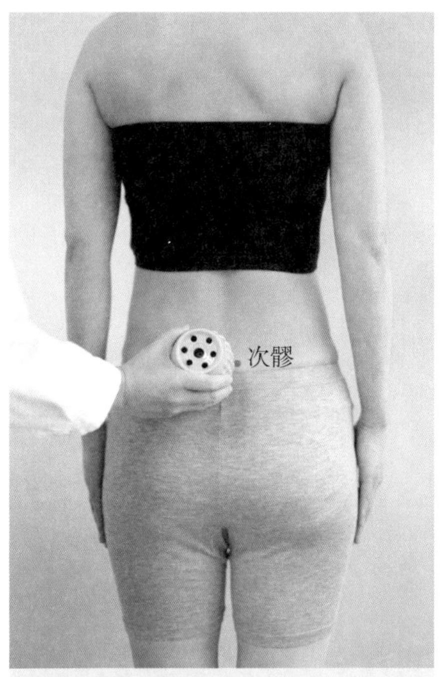

②次髎位于骶部，当髂后上棘内下方，适对第2骶后孔处。

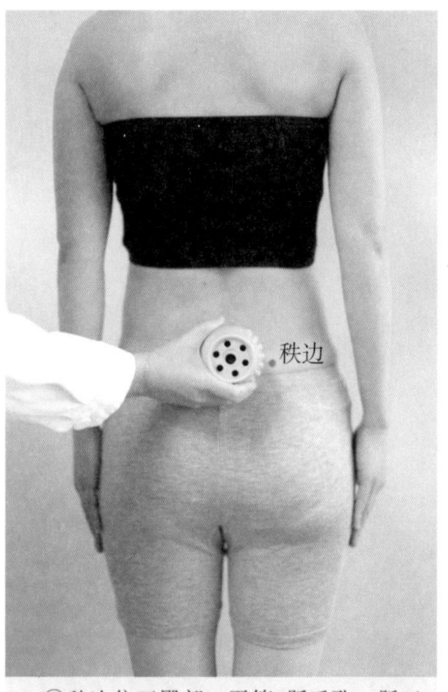

③秩边位于臀部，平第4骶后孔，骶正中嵴旁开3寸。

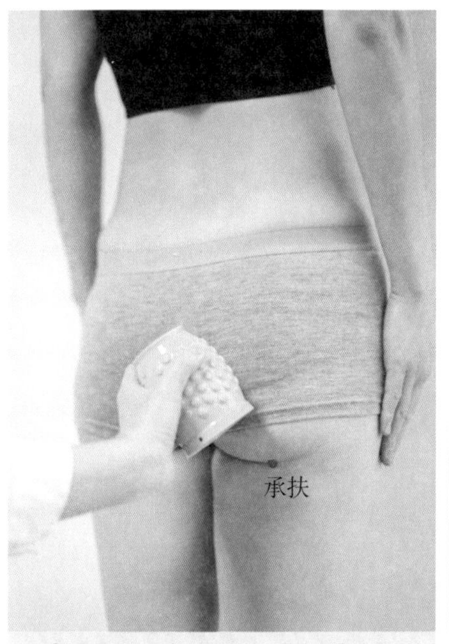

④承扶位于大腿后面，臀下横纹的中点。

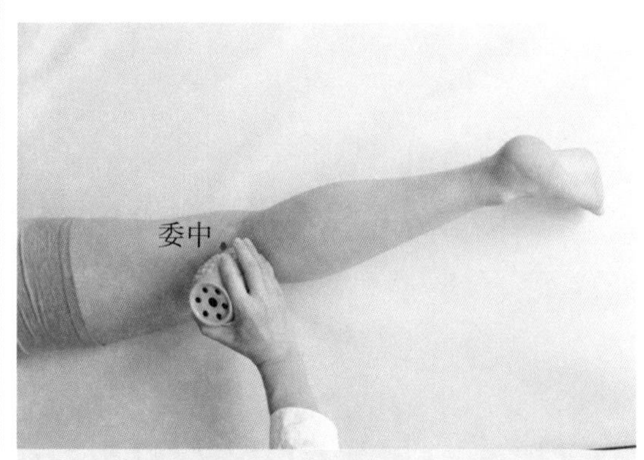

⑤委中位于膝后区，腘横纹中点。

图4-13　刮拭足太阳膀胱经治疗坐骨神经痛的重点穴位

2. 重点刮拭部位

承扶、委中具有疏通经络，活血止痛的作用，是治疗坐骨神经痛的特效穴，采用揉刮法或点拨法，每穴位重点刮拭2~3分钟。

（四）注意事项

（1）压痛点先以揉刮法放松肌肉，再用点拨法重刮刺激，达到促进局部血液循环、缓解疼痛的目的。

（2）避免损伤性动作、坐卧湿地；避风寒；注意休息，劳逸结合。

（3）饮食有节，戒烟限酒；适当运动，增强体质，可做左右摆腿、游泳、交替上抬腿等动作。

第五章 内科疾病

一、感冒

（一）概述

感冒是感受触冒风邪，导致邪犯肺卫，卫表不和的常见外感疾病，以鼻塞、流涕、喷嚏、咳嗽、头痛、恶寒、发热、全身不适为主要临床表现。病情轻者称“伤风”“冒风”“冒寒”，病情重者称为“重伤风”。一般而言，感冒易愈，少数可诱发其他宿疾而使病情恶化。

（二）辨证论治

症候分型	症状特点	刮痧手法
风寒束表证	恶寒重，发热轻，无汗，头痛，四肢关节酸痛，鼻塞声重，时流清涕，咽痒，咳嗽，痰多稀薄色白。舌淡红，苔薄白，脉浮或浮紧	平补平泻法（刮拭按压力中等，速度适中）
风热犯表证	身热，微恶风，汗出不畅，头痛，鼻塞涕浊。舌红，苔薄黄，脉浮数	泻法（刮拭按压力大，速度快）
暑湿伤表证	感冒症状兼有头重如裹，头昏脑涨，身重倦怠及食欲不振、恶心、呕吐、腹泻等消化道症状。舌红，苔黄腻，脉濡数	平补平泻法（刮拭按压力大，速度慢）
气虚感冒	平素神疲体弱，气短懒言，经常感冒，头痛，肢体倦怠乏力，咳嗽，痰白，咳痰无力。舌淡，苔薄白，脉浮无力	补法（刮拭按压力小，速度慢）
阴虚感冒	阴虚津亏，感受外邪，津液不能作汗外出，手足心热，微恶风寒，无汗或少汗，身热，头昏心烦，口干，干咳少痰，鼻塞流涕。舌红，苔少，脉细数	补法（刮拭按压力小，速度慢）
阳虚感冒	恶寒重，发热轻，头痛身痛，无汗，面色㿠白，语声低微，四肢不温。舌淡胖，苔白，脉沉细无力	补法（刮拭按压力小，速度慢）

（三）操作要领

1. 刮拭经络

治疗时常采用单边刮法，在关节缝隙处采用点拨法，结节或痛处可适当加强揉刮；刮拭肌肉丰厚处可用平推法；杯身发热后使用滚刮法收缩皮肤毛孔。

（1）刮拭督脉：采用单边刮法刮拭印堂至神庭，顺刮至百会，重点揉刮印堂、百会；继续用单边刮法刮拭风府刮大椎，顺刮至身柱，重点揉刮大椎。刮拭的重点穴位详见图5-1。

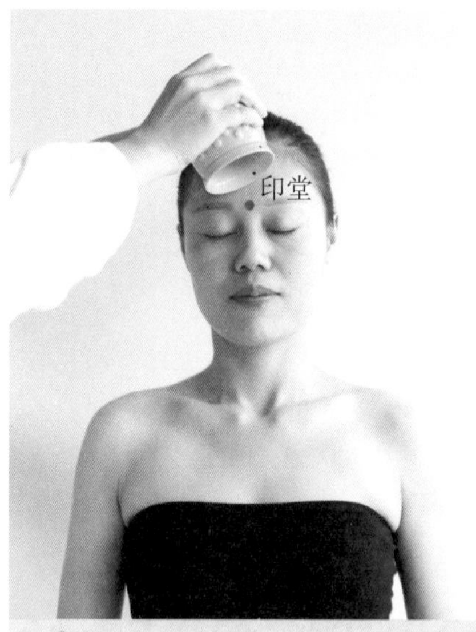

①印堂位于额部，两眉毛内侧端中间的凹陷中。

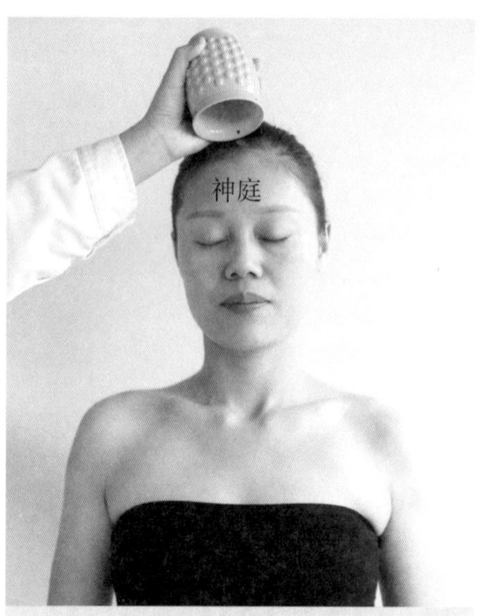

②神庭在头部，前发际正中直上0.5寸。

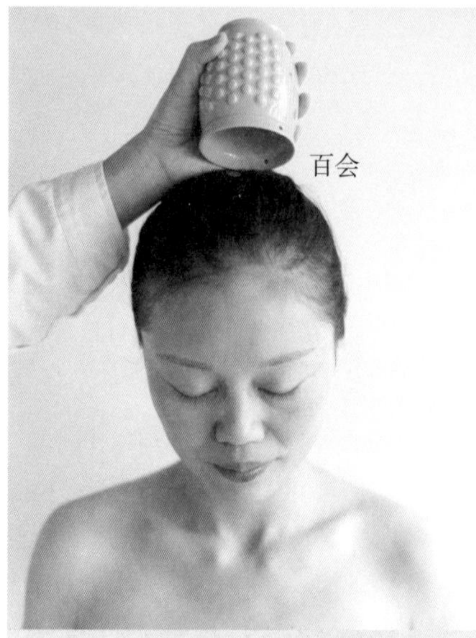

③百会位于头部，当前发际正中直上5寸。

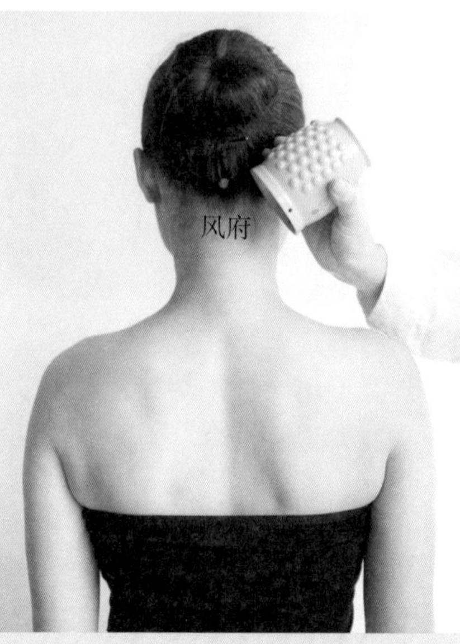

④风府位于项部，当后发际正中直上1寸，枕外隆凸直下，两侧斜方肌之间凹陷中。

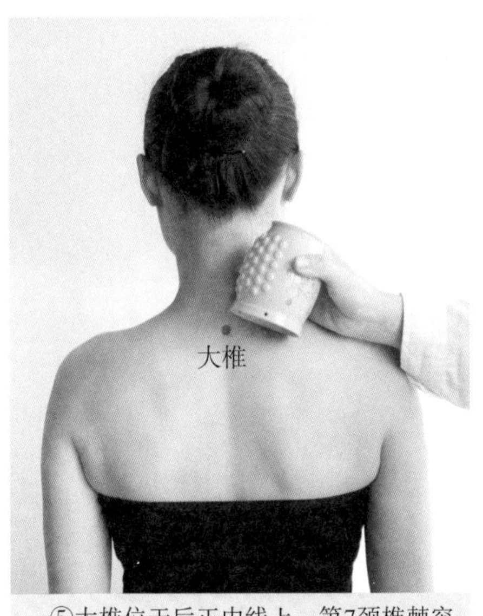

⑤大椎位于后正中线上，第7颈椎棘突下凹陷中。

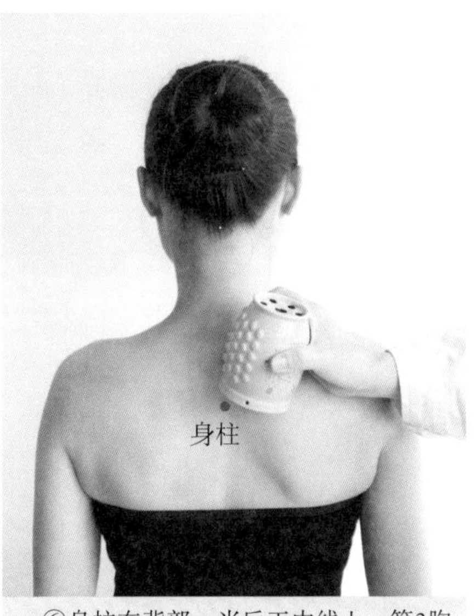

⑥身柱在背部，当后正中线上，第3胸椎棘突下凹陷处。

图5-1　刮拭督脉治疗感冒的重点穴位

（2）刮拭足少阳胆经：从上到下采用单边刮法刮拭风池至肩井，重点点拨风池。刮拭的重点穴位详见图5-2。

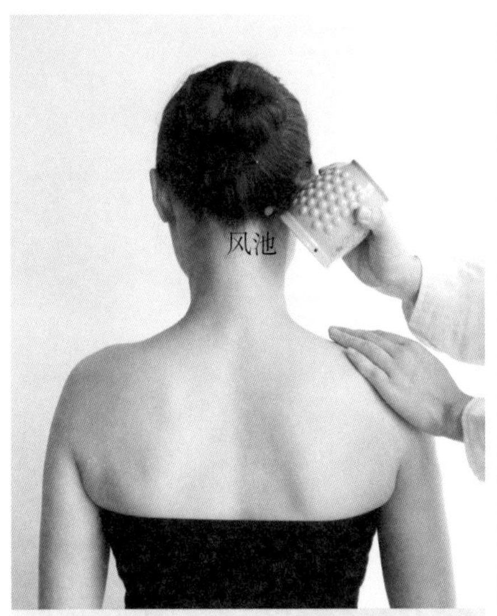

①风池在颈后区，当枕骨之下，与风府相平，胸锁乳突肌与斜方肌上端之间的凹陷处。

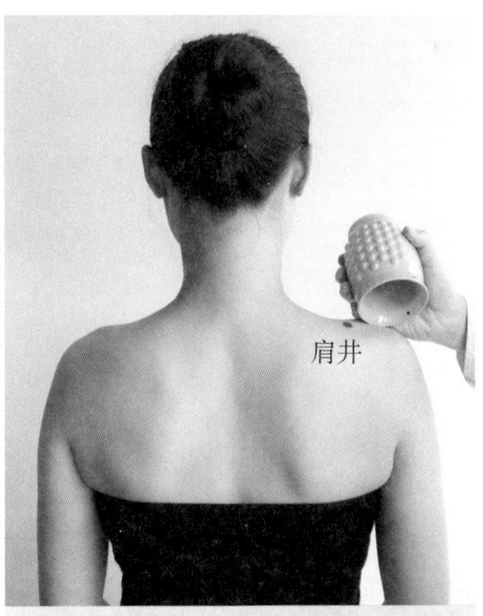

②肩井在肩上，当第7颈椎棘突与肩峰最外侧点连线的中点。

图5-2　刮拭足少阳胆经治疗感冒的重点穴位

2. 重点刮拭部位

印堂、百会、大椎具有开窍醒脑、明目通鼻的作用，是治疗感冒的特效穴，采用揉刮法或点拨法，每穴位重点刮拭2~3分钟。

（四）注意事项

（1）头部刮痧不强求出痧，以揉刮法为主，局部发红发热即可；肩背部以皮肤发红、微热、出痧为宜。

（2）刮痧部位注意保暖，刮痧后4小时内不宜洗澡，避免吹风。

（3）感冒伴有鼻塞、咽痛，特别是出现身体发热、呼吸增快、气管分泌物增多的时候，多喝水能够有效地防止脱水现象的发生，也能减少呼吸道当中的分泌物，有利于患者咳出痰液，促使发汗和利尿。

（4）感冒时饮食调理也不可缺少，期间禁食过咸、辛辣、肥甘厚腻、烧烤煎炸等食物，避免刺激呼吸道，多吃清淡食物。风寒感冒者可食鸡汤、糖姜茶合饮；风热感冒者可食蜂蜜水、白萝卜、白糖汁，糖尿病患者慎食。

二、咳嗽

（一）概述

咳嗽是以发出咳声或伴有咳痰为主症的一种肺系疾病。它既是肺系疾病中的一个症状，又是独立的一种疾患。有声无痰为咳，有痰无声为嗽，一般多表现为痰声并见，难以截然分开，故以咳嗽并称。可分为外感咳嗽和内伤咳嗽，外感咳嗽为六淫外邪侵袭肺系；内伤咳嗽为饮食、情志及肺脏自病等致脏腑功能失调，内邪干肺。

（二）辨证论治

症候分型	症状特点	刮痧手法
风寒袭肺证	咳嗽声重，气急，咽痒，咳嗽痰色稀白，可伴有头痛、鼻塞、流清涕，骨节酸痛，或恶寒发热，无汗。舌淡红，苔薄白，脉浮或脉紧	补法（刮拭按压力小，速度慢）
风热犯肺证	咳嗽频剧，气粗或咳声嘶哑，喉燥咽痛，咳痰不爽，痰黏稠或色黄，常伴鼻涕黄涕，口渴，头痛，恶风，身热。舌红，苔薄黄，脉浮数或浮滑	泻法（刮拭按压力大，速度快）
燥邪伤肺证	干咳，连声作呛，无痰或痰少而黏，不易咳出，喉痒，唇鼻干燥，咳甚痛，或痰中带血丝、口干、咽干而痛，或鼻塞、头痛、微寒、身热。舌红，苔薄白或干而少津，脉浮数或小数	平补平泻法（刮拭按压力大，速度慢）

续表

症候分型	症状特点	刮痧手法
肺气亏虚证	干咳，咳声短促，痰少质粘黏白，或痰中带血丝，或声音逐渐嘶哑，口干咽燥，午后潮热，额红盗汗，常伴有日渐消瘦，神疲乏力。舌红，苔少，脉细数	补法（刮拭按压力小，速度慢）
肝火犯肺证	上气咳逆阵作，咳时面红目赤，引胸胁作痛，咽干口苦，常感痰滞咽喉而咳之难出，量少质黏，或痰如絮条，症状可随情绪波动而增减。舌红，苔薄黄少津，脉弦数	泻法（刮拭按压力大，速度快）
痰热郁肺证	咳嗽气粗，喉中可闻及痰声，痰多黄稠或黏厚，咳吐不爽，或有热腥味，或夹有血丝，胸胁胀满，咳时引痛，常伴有面赤，或有身热，口干欲饮。舌红，苔薄黄腻，脉滑数	泻法（刮拭按压力大，速度快）
痰湿蕴肺证	咳嗽反复发作，咳声重浊，因痰而嗽，痰出则咳缓，痰多色白，黏腻或稠厚成块，每于晨起或食后咳甚痰多、胸闷脘痞，纳差乏力，大便时溏。舌淡胖，舌苔白腻，脉濡滑	平补平泻法（刮拭按压力中等，速度适中）

（三）操作要领

1. 刮拭经络

治疗时常采用单边刮法，在关节缝隙处采用点拨法，结节或痛处可适当加强揉刮；刮拭肌肉丰厚处可用平推法；杯身发热后使用滚刮法收缩皮肤毛孔。

（1）刮拭足阳明胃经：从上到下采用单边刮法刮拭足三里至丰隆，重点点拨足三里、丰隆。刮拭的重点穴位详见图5-3。

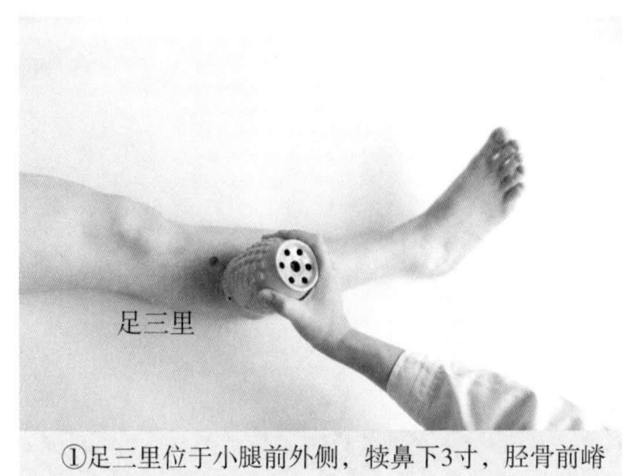

①足三里位于小腿前外侧，犊鼻下3寸，胫骨前嵴外1横指处。

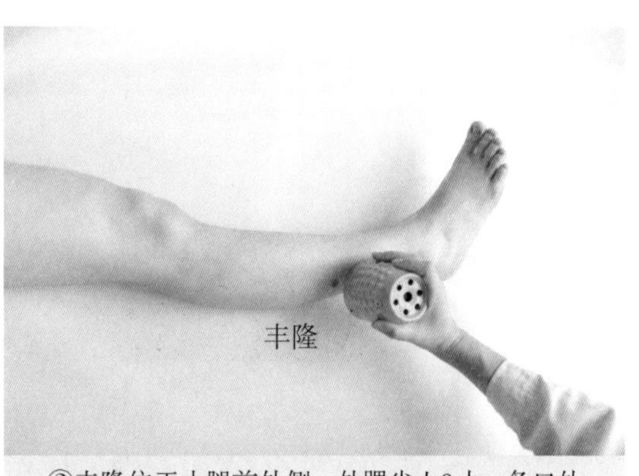

②丰隆位于小腿前外侧，外踝尖上8寸，条口外，距胫骨前缘2横指（中指）。

图5-3 刮拭足阳明胃经治疗咳嗽的重点穴位

（2）刮拭足太阳膀胱经：从上到下采用单边刮法从大杼刮至风门，顺刮至肺俞，重点揉刮风门、肺俞。刮拭的重点穴位详见图5–4。

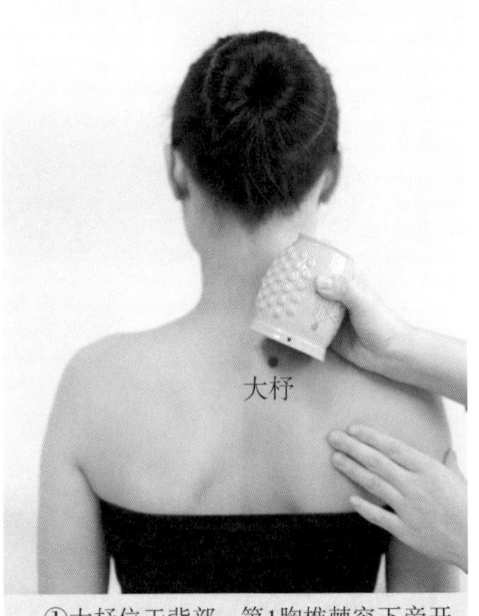

①大杼位于背部，第1胸椎棘突下旁开1.5寸。

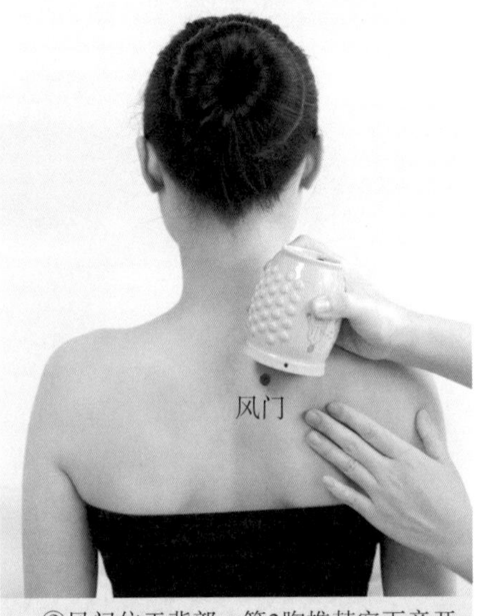

②风门位于背部，第2胸椎棘突下旁开1.5寸。

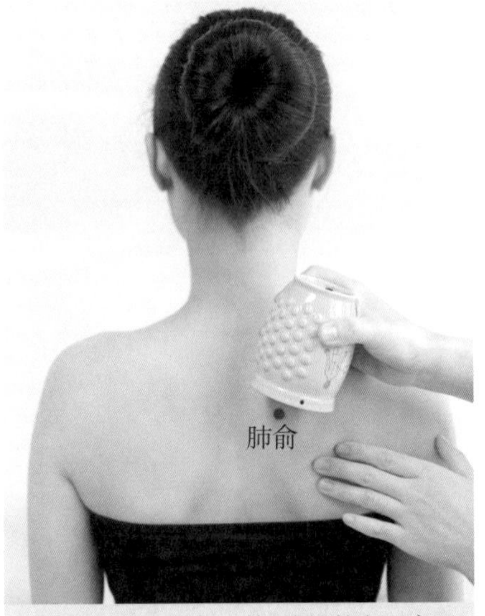

③肺俞位于背部，第3胸椎棘突下旁开1.5寸。

图5–4　刮拭足太阳膀胱经治疗咳嗽的重点穴位

（3）刮拭手太阴肺经：采用单边刮法刮拭尺泽至列缺，重点揉刮尺泽、点拨列缺。刮拭的重点穴位详见图5-5。

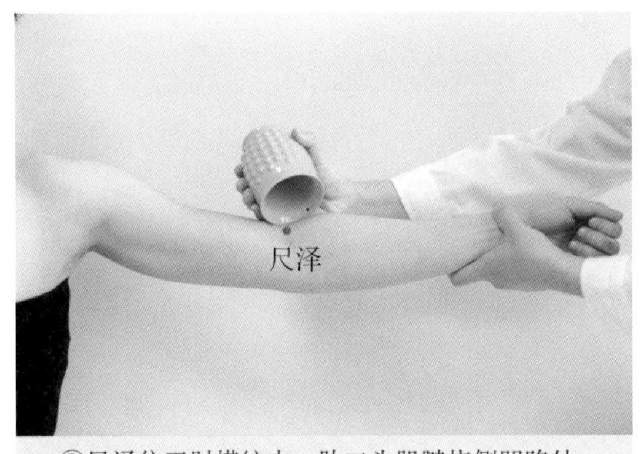

①尺泽位于肘横纹中，肱二头肌腱桡侧凹陷处。

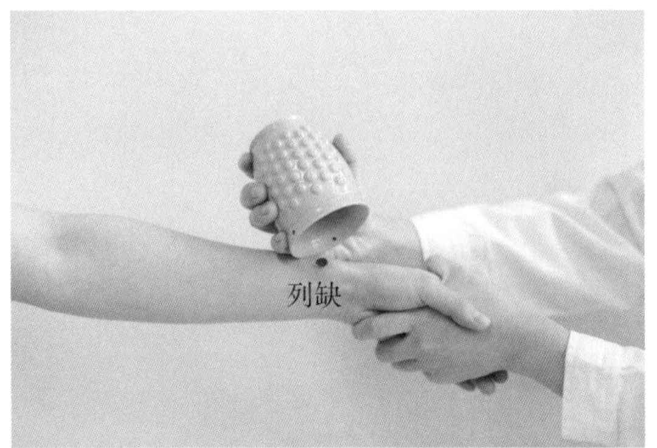

②列缺位于前臂桡侧缘，桡骨茎突上方，腕横纹上1.5寸。

图5-5 刮拭手太阴肺经治疗咳嗽的重点穴位

2. 重点刮拭部位

列缺、尺泽、风门、肺俞具有宣肺解表，通经活络的作用，是治疗咳嗽的特效穴，采用揉刮法或点拨法，每穴位重点刮拭2~3分钟。

（四）注意事项

（1）虚证患者不强求出痧，以揉刮法为主，局部皮肤发红、发热即可。

（2）刮痧部位注意保暖，刮痧后4小时内不宜洗澡，避免吹风。

（3）适当进行体育锻炼以增强体质，提高抗病能力。平素易于感冒者，可多按摩面部迎香，艾灸足三里。

（4）咳嗽痰多者应尽量将痰排出；咳嗽剧烈者，可通过少量饮水润喉、舌尖顶上腭等减轻咳嗽。咳嗽是机体的保护性反应，有助于排出呼吸道的分泌物。轻度且不频繁的咳嗽，一般不要急于使用强镇咳药，只要将痰液排出去，咳嗽自会缓解。

（5）咳嗽痊愈后，需注意预防感冒，嘱患者注意休息，避风寒，慎饮食，根据个人体质辨证应用扶正之品。

三、头痛

（一）概述

头痛，亦称头风，因外感六淫、内伤杂病引起的，以自觉头部疼痛为主要临床表现的一种常见病症。头痛的基本病机为“不通则痛”和“不荣则痛”。头痛既可单独出现，亦可伴见于多种疾病的过程中。

（二）辨证论治

症候分型	症状特点	刮痧手法
风寒头痛	头痛时作，连及项背，呈掣痛样，时有拘急收紧感，常伴恶风畏寒，遇风尤剧，头痛喜裹，口不渴。舌淡红，苔薄白，脉浮或浮紧	补法（刮拭按压力小，速度慢）
风热头痛	头痛而胀，甚则头胀如裂，发热或恶风，面红目赤，喜饮，小便赤。舌尖红，苔薄黄，脉浮数	泻法（刮拭按压力大，速度快）
风湿头痛	头痛如裹，肢体困重，胸闷纳呆，小便不利，大便或溏。舌淡，苔白腻，脉濡	平补平泻法（刮拭按压力小，速度快）
肝阳头痛	头胀痛而眩，以两侧为主，心烦易怒，口苦面红，或兼胁痛。舌红，苔薄黄，脉弦数	泻法（刮拭按压力大，速度快）
血虚头痛	头痛而晕，心悸怔忡，神疲乏力，面色少华。舌淡，苔薄白，脉细弱	补法（刮拭按压力小，速度慢）
气虚头痛	头痛隐隐，时发时止，遇劳则加重，纳食物减少，怠倦乏力，气短自汗。舌淡，苔薄白，脉细弱	补法（刮拭按压力小，速度慢）
痰浊头痛	头痛昏蒙沉重，胸脘痞闷，纳呆呕恶。舌淡，苔白腻，脉滑或弦滑	泻法（刮拭按压力大，速度快）
肾虚头痛	头痛且空，眩晕耳鸣，腰膝酸软，神疲乏力，少寐健忘，遗精带下。舌红，苔少，脉细无力	补法（刮拭按压力小，速度慢）
瘀血头痛	头痛经久不愈，痛处固定不移，痛如锥刺，或有头部外伤史。舌紫暗，可见瘀斑、瘀点，苔薄白，脉细或细涩	泻法（刮拭按压力大，速度快）

（三）操作要领

1. 刮拭经络

治疗时常采用单边刮法，在关节缝隙处采用点拨法，结节或痛处可适当加强揉刮；刮拭肌肉丰厚处可用平推法；杯身发热后使用滚刮法收缩皮肤毛孔。

（1）刮拭督脉：采用单边刮法刮拭印堂至神庭，顺刮至百会，重点揉刮印堂、百会；继续用单边刮法刮拭百会至风府，重点点拨风府。刮拭的重点穴位详见图5-6。

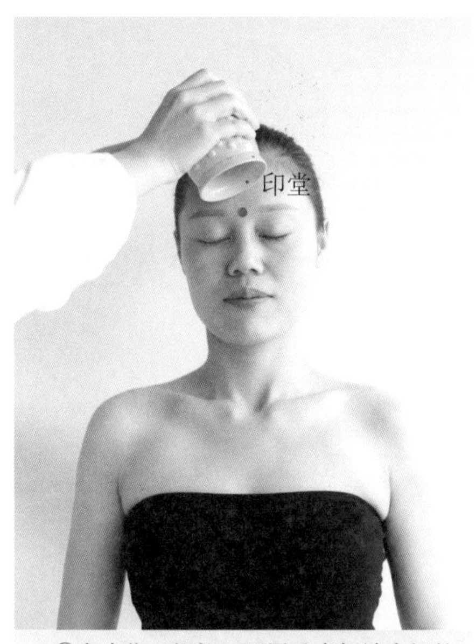

①印堂位于额部，两眉毛内侧端中间的凹陷中。

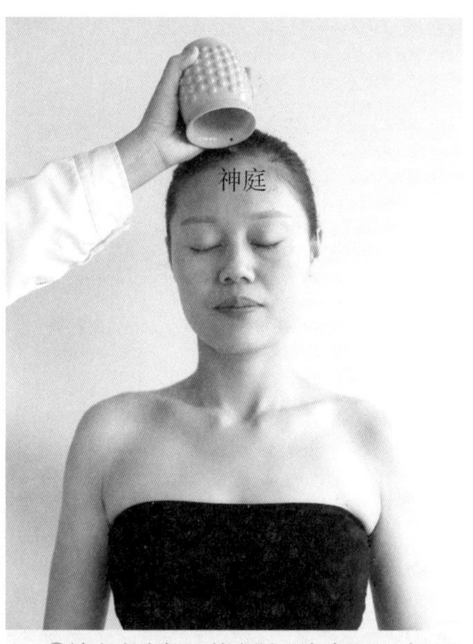

②神庭在头部，前发际正中直上0.5寸。

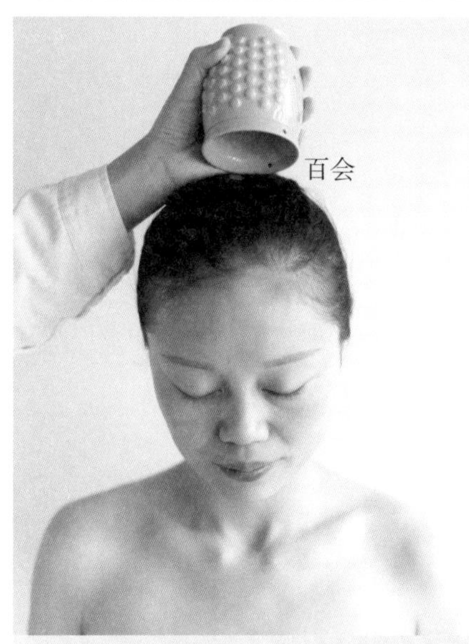

③百会位于头部，当前发际正中直上5寸。

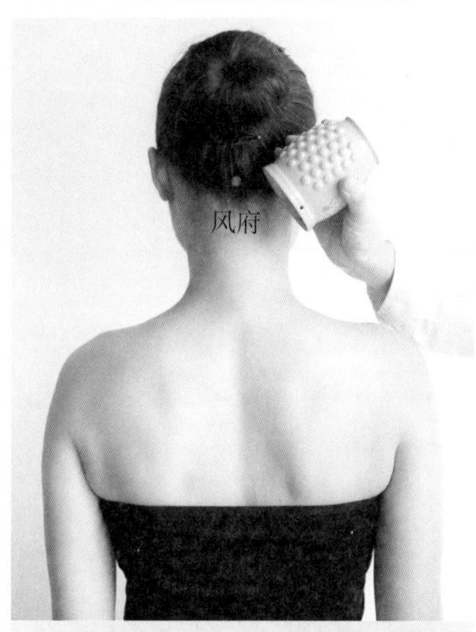

④风府位于项部，当后发际正中直上1寸，枕外隆凸直下，两侧斜方肌之间凹陷中。

图5-6　刮拭督脉治疗头痛的重点穴位

（2）刮拭足少阳胆经：从上到下采用单边刮法刮拭风池至肩井，重点点拨风池。刮拭的重点穴位详见图5–7。

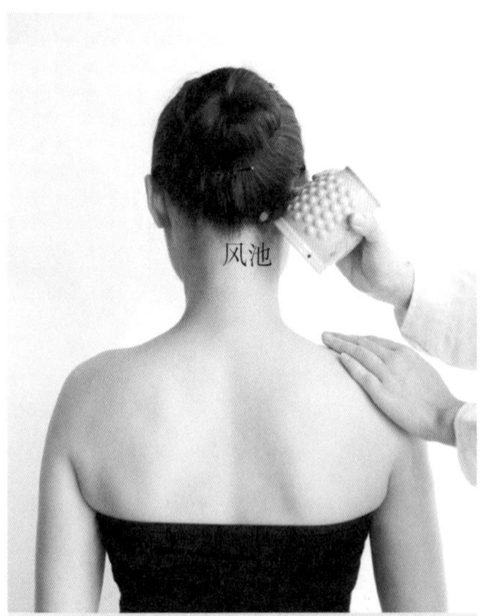

①风池在颈后区，当枕骨之下，与风府相平，胸锁乳突肌与斜方肌上端之间的凹陷处。

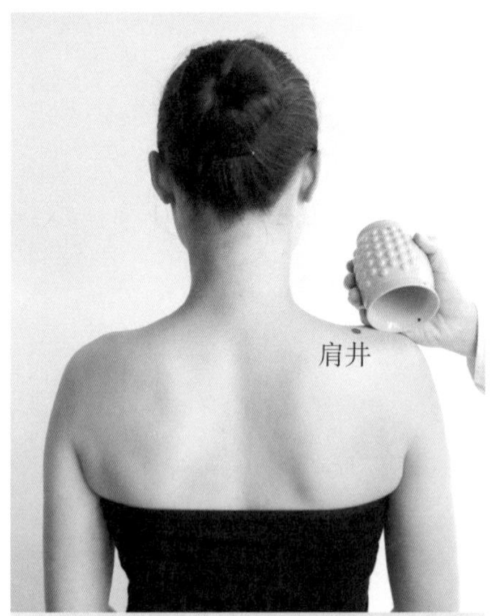

②肩井在肩上，当第7颈椎棘突与肩峰最外侧点连线的中点。

图5–7　刮拭足少阳胆经治疗头痛的重点穴位

2. 重点刮拭部位

印堂、百会、风池、风府具有疏风散邪、通阳止痛的作用，是治疗头痛的特效穴，采用揉刮法或点拨法，每穴位重点刮拭2~3分钟。

（四）注意事项

（1）虚证患者不强求出痧，以揉刮法为主，局部皮肤发红、发热即可。

（2）刮痧部位注意保暖，刮痧后4小时内不宜洗澡，避免吹风。根据天气变化调整室内温度，减少天气原因引起的偏头痛的发生或加重。

（3）根据具体情况，可采用按压太阳，冷敷或热敷额部，睡觉前用热水泡脚等方式缓解头痛情况。了解自身头痛发生的原因及防治方法，积极治疗原发病。

（4）饮食宜清淡、易消化、富含优质蛋白质，每天多吃新鲜水果和蔬菜，补充维生素和膳食纤维；戒烟戒酒；晚上避免饮用浓茶等刺激性饮品。

（5）适量运动，保持心情舒畅及乐观的情绪；培养兴趣爱好，可通过听轻音乐、缓慢深呼吸等方式减轻头痛。

四、眩晕

（一）概述

眩晕是指眼花或眼前发黑，感觉自身或外界景物旋转，二者常同时并见，故统称为“眩晕”。轻者闭目即止；重者如坐车船，旋转不定，不能站立，或伴有恶心、呕吐、汗出，甚则昏倒等症状。眩晕的病机复杂，主要有风、痰、虚、瘀，以内伤为主。

（二）辨证论治

症候分型	症状特点	刮痧手法
肾精不足证	眩晕日久不愈，精神萎靡，腰酸膝软，少寐多梦，健忘，两目干涩，视力减退；或遗精滑泄，耳鸣齿摇；或颧红咽干，五心烦热；或面色皖白，形寒肢冷。舌淡嫩，苔白，脉沉细无力，尺脉尤甚	补法（刮拭按压力小，速度慢）
气血亏虚证	眩晕动则加剧，劳累即发，面色皖白，神疲自汗，倦怠懒言，唇甲不华，发色不泽，心悸少寐，纳少腹胀。舌淡，苔薄白，脉细弱	补法（刮拭按压力小，速度慢）
痰湿中阻证	眩晕，头重如蒙，或伴视物旋转，胸闷恶心。舌体胖大，舌边常有齿印，苔腻，脉濡滑	平补平泻法（刮拭按压力大，速度慢）
瘀血阻窍证	眩晕、头痛，且痛有定处，兼见健忘，失眠，心悸，精神不振，耳鸣耳聋，面唇紫暗。舌暗有瘀斑，多伴见舌下脉络迂曲增粗，苔薄白，脉涩或细涩	泻法（刮拭按压力大，速度快）
肝阳上亢证	眩晕，耳鸣，头目胀痛，急躁易怒，口苦，失眠多梦，遇烦劳郁怒而加重，甚则仆倒，颜面潮红，肢麻震颤。舌红，苔黄，脉弦或数	泻法（刮拭按压力大，速度快）

（三）操作要领

1. 刮拭经络

治疗时常采用单边刮法，在关节缝隙处采用点拨法，结节或痛处可适当加强揉刮；刮拭肌肉丰厚处可用平推法；杯身发热后使用滚刮法收缩皮肤毛孔。

（1）刮拭督脉：采用揉刮法分段刮拭印堂至神庭，神庭至百会，顺刮至风府。重点揉刮法刮拭百会、风府。刮拭的重点穴位详见图5–8。

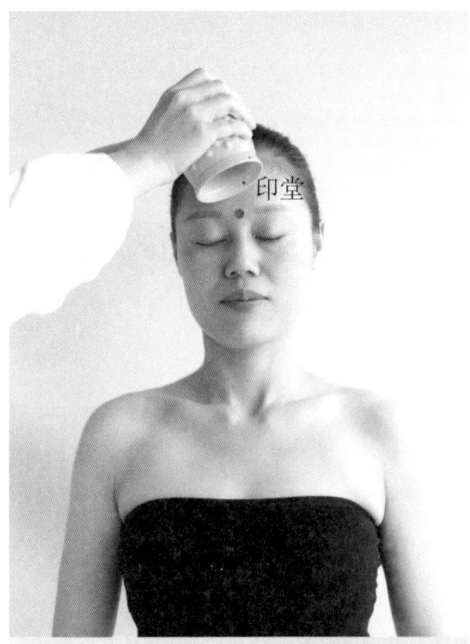

①印堂位于额部，两眉毛内侧端中间的凹陷中。

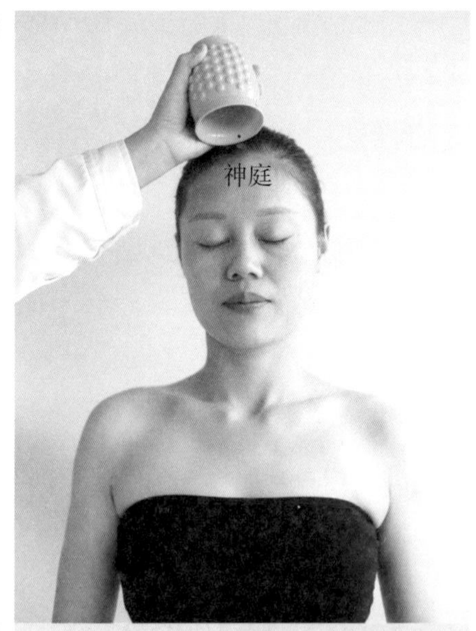

②神庭在头部，前发际正中直上0.5寸。

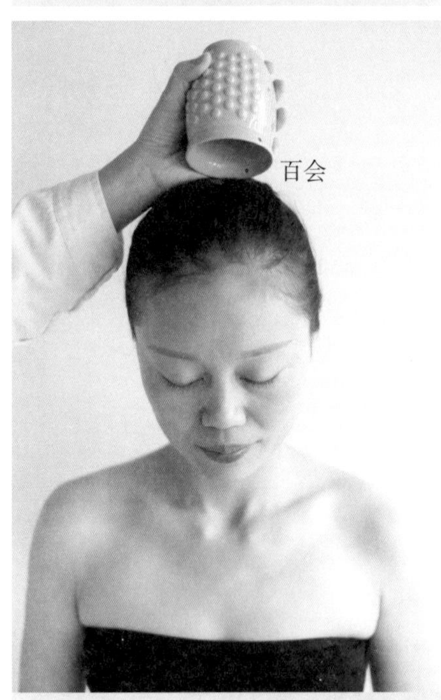

③百会位于头部，当前发际正中直上5寸。

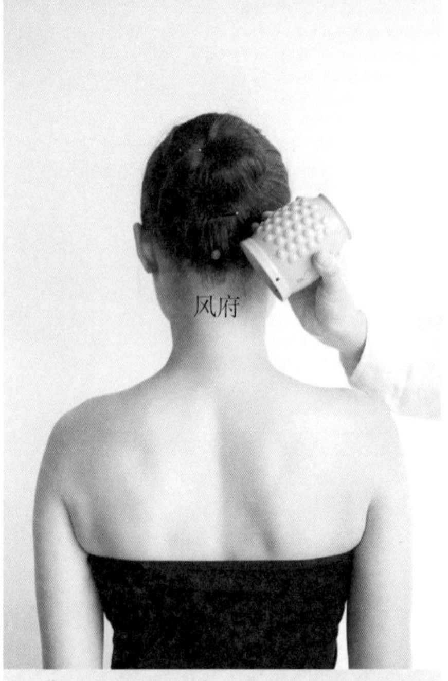

④风府位于项部，当后发际正中直上1寸，枕外隆凸直下，两侧斜方肌之间凹陷中。

图5-8　刮拭督脉治疗眩晕的重点穴位

（2）刮拭足少阳胆经：从上到下采用单边刮法刮拭风池至肩井，重点点拨风池。刮拭的重点穴位详见图5-9。

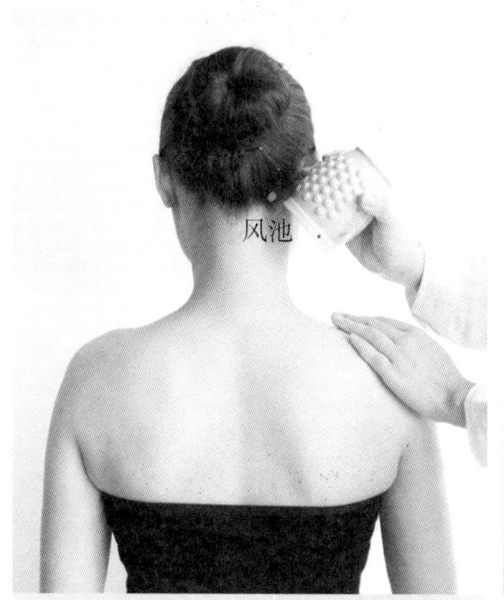

①风池在颈后区，当枕骨之下，与风府相平，胸锁乳突肌与斜方肌上端之间的凹陷中。

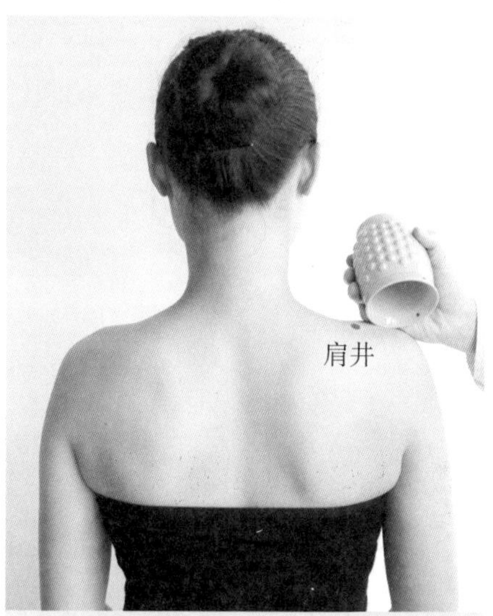

②肩井在肩上，当第7颈椎棘突与肩峰最外侧点连线的中点。

图5-9　刮拭足少阳胆经治疗眩晕的重点穴位

（3）刮拭足太阳膀胱经：从上到下采用单边刮法刮拭背部肝俞至胆俞，顺刮至肾俞。采用平推法或滚刮法刮拭肝俞至肾俞。刮拭的重点穴位详见图5-10。

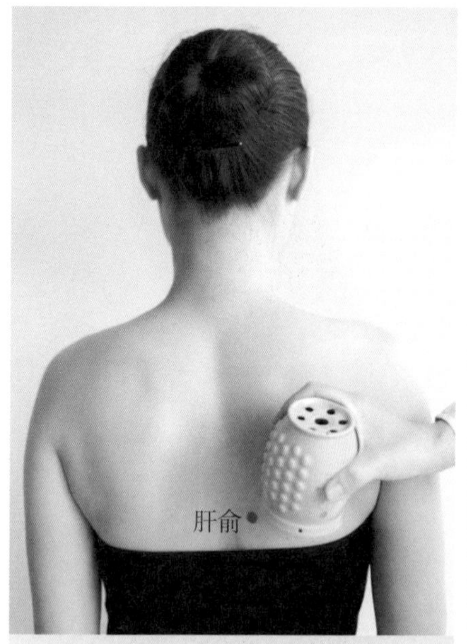

①肝俞在脊部，第9胸椎棘突下，旁开1.5寸。

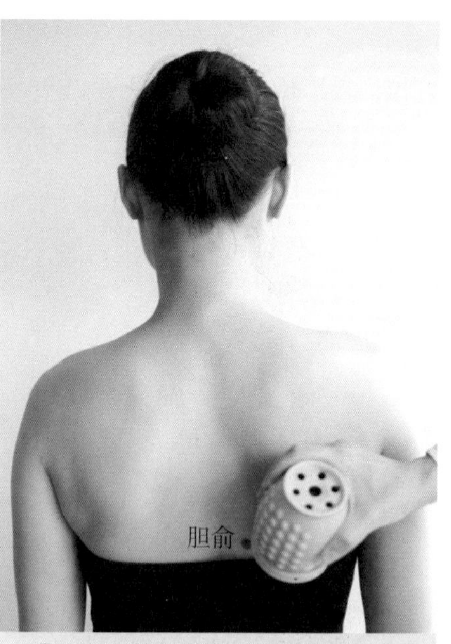

②胆俞在脊部，第10胸椎棘突下，旁开1.5寸。

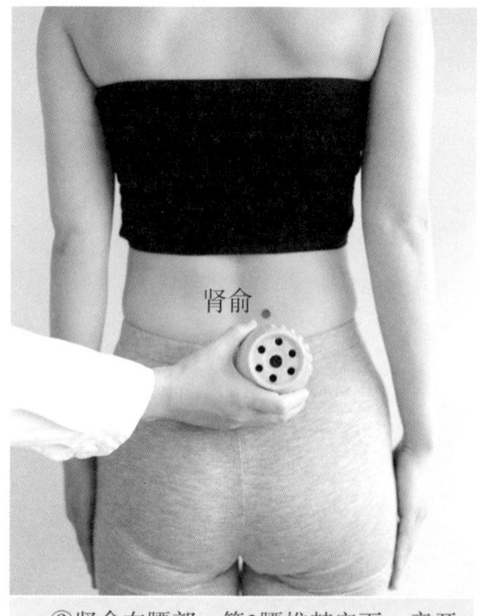

③肾俞在腰部，第2腰椎棘突下，旁开1.5寸。

图5-10　刮拭足太阳膀胱经治疗眩晕的重点穴位

2. 重点刮拭部位

风池、肩井、涌泉、风府、百会具有散热生气、醒脑开窍的作用，是治疗眩晕的特效穴，采用揉刮法或点拨法，每穴位重点刮拭2~3分钟。

（四）注意事项

（1）虚证患者不强求出痧，以揉刮法为主，局部皮肤发红、发热即可。

（2）治疗后重者卧床休息，轻者可闭目养神。变换体位或者蹲、起、站时应动作缓慢，避免头部过度动作，下床活动的时候需陪护在旁，防止发生意外。

（3）必要时可边吸氧边刮痧，改善脑部供血、供氧的情况，改善眩晕的症状。

（4）饮食要清淡，宜食易消化、低盐低脂的食物，多吃营养丰富的鱼肉、瘦肉，多食用新鲜蔬菜、水果等，忌辛辣刺激、热性动火、肥甘厚腻之品。减少食用咸菜、腌制品等。

（5）若经常突发眩晕，应做好自我防护，以免发生事故。

五、哮喘

（一）概述

哮喘是以喉中哮鸣有声，呼吸气促困难，甚则喘息不能平卧为主症的反复发作性痰鸣气喘疾病。每因外感、饮食、情志、劳倦等诱因引动而触发，致痰阻气道，肺气上逆，气道挛急。发作时以喉中哮鸣有声，呼吸急促困难，甚则喘息不能平卧为主要临床表现。

（二）辨证论治

症候分型	症状特点	刮痧手法
寒哮	呼吸急促，喉中哮鸣有声，胸膈满闷如塞；咳不甚，痰稀薄色白，咳吐不爽，面色晦滞带青，口不渴或渴喜热饮，天冷或受寒易发，形寒畏冷；初起多兼恶寒、发热、头痛等表证。舌红，苔白滑，脉弦紧或浮紧	补法（刮拭按压力小，速度慢）
热哮	气粗息涌，咳呛阵作，喉中哮鸣，胸高胁胀，烦闷不安；汗出口渴喜饮，面赤口苦，咳痰色黄或色白，黏浊稠厚，咳吐不利，不恶寒。舌红，苔黄腻，脉滑数或弦滑	泻法（刮拭按压力大，速度快）
肺虚证	喘促气短，语声低微，面色㿠白，自汗畏风；咳痰清稀色白，多因气候变化而诱发，发前喷嚏频作，鼻塞流清涕。舌淡，苔白，脉细弱或虚大	补法（刮拭按压力小，速度慢）
脾虚证	倦怠无力，食少便溏，面色萎黄无华；痰多而黏，咳吐不爽，胸脘满闷，恶心纳呆；或食油腻易腹泻，每因饮食不当而诱发；舌淡，苔白滑或腻，脉细弱	补法（刮拭按压力小，速度慢）
肾虚证	平素息促气短，动则为甚，呼多吸少；咳痰质黏起沫，脑转耳鸣，腰酸腿软，口干；或畏寒肢冷，面色苍白。舌淡苔白质胖，或舌红心慌，不耐劳累；或五心烦热，颧红，少苔，脉沉细或细数	补法（刮拭按压力小，速度慢）

（三）操作要领

1. 刮拭经络

治疗时常采用单边刮法，在关节缝隙处采用点拨法，结节或痛处可适当加强揉刮；刮拭肌肉丰厚处可用平推法；杯身发热后使用滚刮法收缩皮肤毛孔。

（1）刮拭督脉：从上到下采用单边刮法从大椎刮至至阳。刮拭的重点穴位详见图5-11。

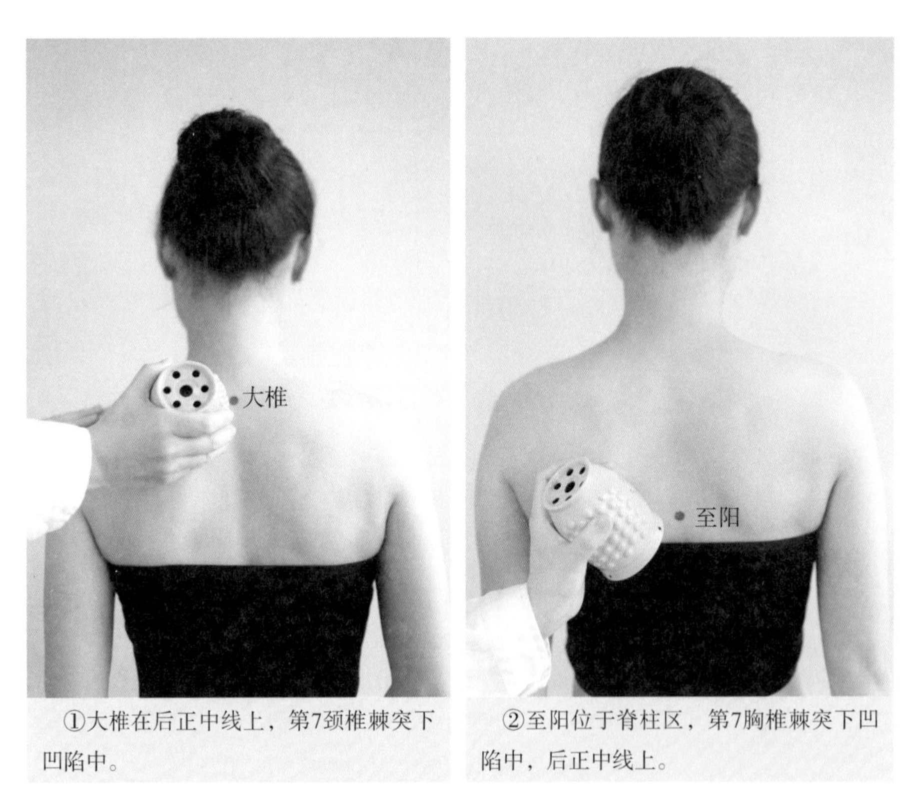

图5-11 刮拭督脉治疗哮喘的重点穴位

（2）刮拭足太阳膀胱经：从上到下采用单边刮法刮拭风门至肺俞，肺俞至脾俞，脾俞至肾俞，重点揉刮志室。刮拭的重点穴位详见图5-12。

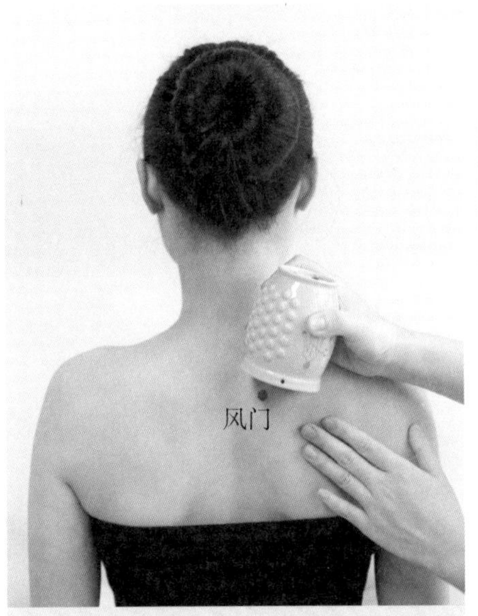

①风门在背部，第2胸椎棘突下，旁开1.5寸。

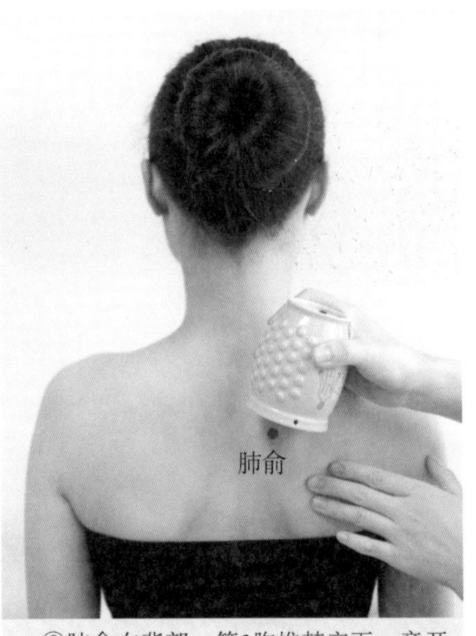

②肺俞在背部，第3胸椎棘突下，旁开1.5寸。

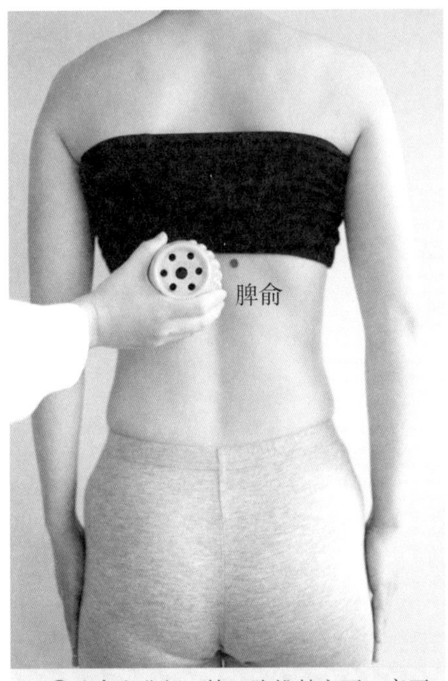

③脾俞在背部，第11胸椎棘突下，旁开1.5寸。

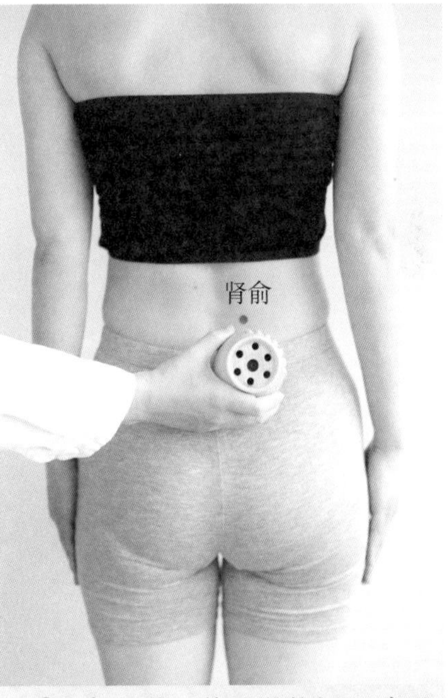

④肾俞在腰部，第2腰椎棘突下，旁开1.5寸。

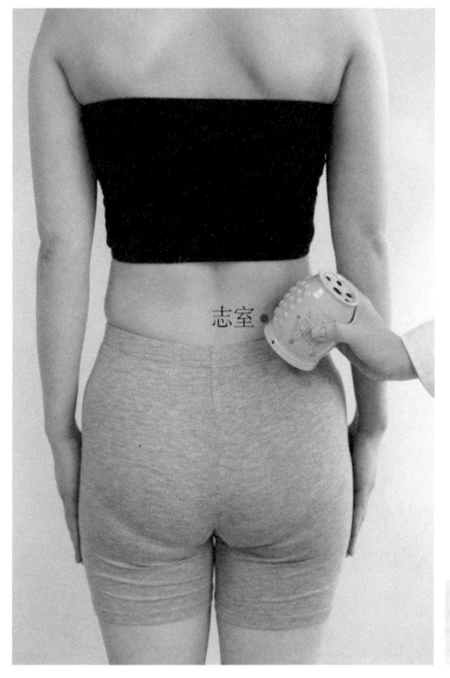

⑤志室在腰部，第2腰椎棘突下，旁开3寸。

图5-12　刮拭足太阳膀胱经治疗哮喘的重点穴位

（3）刮拭手太阴肺经：采用单边刮法刮拭尺泽至太渊，揉刮尺泽，点拨太渊。刮拭的重点穴位详见图5-13。

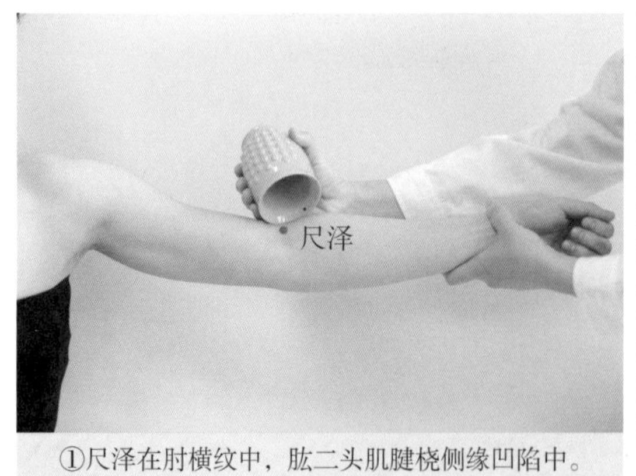

①尺泽在肘横纹中，肱二头肌腱桡侧缘凹陷中。

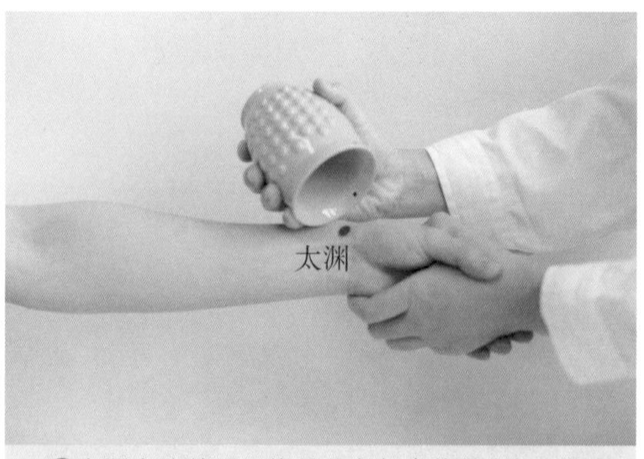

②太渊在腕前区，桡骨茎突与舟状骨之间，拇长展肌腱尺侧凹陷中。

图5-13　刮拭手太阴肺经治疗哮喘的重点穴位

2. 重点刮拭部位

肾俞、肺俞、大椎、定喘具有止咳平喘，通宣理肺的作用，是治疗哮喘的特效穴，采用揉刮法或点拨法，每穴位重点刮拭2~3分钟。

（四）注意事项

（1）刮痧部位以皮肤发红、微热、出痧为宜，虚证患者不强求出痧。

（2）刮痧部位注意保暖，刮痧后4小时内不宜洗澡，避免吹风，防止外邪诱发哮喘。

（3）饮食有节，温凉适宜，饮食宜清淡而富有营养，少吃鱼、虾、蟹、蛋类、牛奶等容易引起过敏的食物，禁食曾引起哮喘发作之物。伴有腹胀的支气管哮喘者，应少吃甜食、豆类、山药等易产生气体的食物，以避免加重腹胀和哮喘、气短症状。

（4）哮喘发作时常伴脱水，须保证每天饮水量2 500~3 000毫升。

（5）适当进行运动，增强体质，但避免剧烈运动。

六、失眠

（一）概述

失眠又称“不寐”，是以经常不能获得正常睡眠为特征的一种病症，主要表现为睡眠时间、深度的不足，轻者入睡困难，或寐而不酣，时寐时醒，或醒后不能再寐；重则彻夜不眠。失眠多由情志失调、饮食不节、劳逸过度、病后体虚等因素引起。

（二）辨证论治

症候分型	症状特点	刮痧手法
肝火扰心证	不寐多梦，甚则彻夜不眠，急躁易怒，伴头晕头胀，目赤耳鸣，口干而苦，不思饮食，便秘溲赤。舌红，苔黄，脉弦而数	泻法（刮拭按压力大，速度快）
痰热扰心证	心烦不寐，胸闷脘痞，泛恶嗳气，伴头重，目眩。舌偏红，苔黄腻，脉滑数	泻法（刮拭按压力大，速度快）
心脾两虚证	不易入睡，多梦易醒，心悸健忘，神疲食少，伴头晕目眩，面色少华，四肢倦怠，腹胀便溏。舌淡，苔薄，脉细无力	补法（刮拭按压力小，速度慢）
心肾不交证	心烦不寐，入睡困难，心悸多梦，伴头晕耳鸣，腰膝酸软，潮热盗汗，五心烦热，咽干少津，男子遗精，女子月经不调。舌红，苔少，脉细数	补法（刮拭按压力小，速度慢）
心胆气虚证	虚烦不寐，胆怯心悸，触事易惊，终日惕惕，伴气短自汗，倦怠乏力。舌淡，苔薄白，脉弦细	补法（刮拭按压力小，速度慢）

（三）操作要领

1. 刮拭经络

治疗时常采用单边刮法，在关节缝隙处采用点拨法，结节或痛处可适当加强揉刮；刮拭肌肉丰厚处可用平推法；杯身发热后使用滚刮法收缩皮肤毛孔。

（1）刮拭督脉：采用揉刮法分段刮拭印堂至神庭，神庭至百会，顺刮至风府，重点揉刮印堂、百会、风府。刮拭的重点穴位详见图5–14。

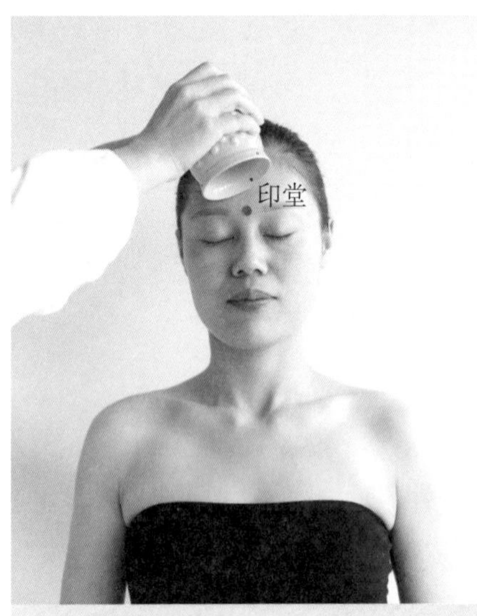

①印堂位于额部，两眉毛内侧端中间的凹陷中。

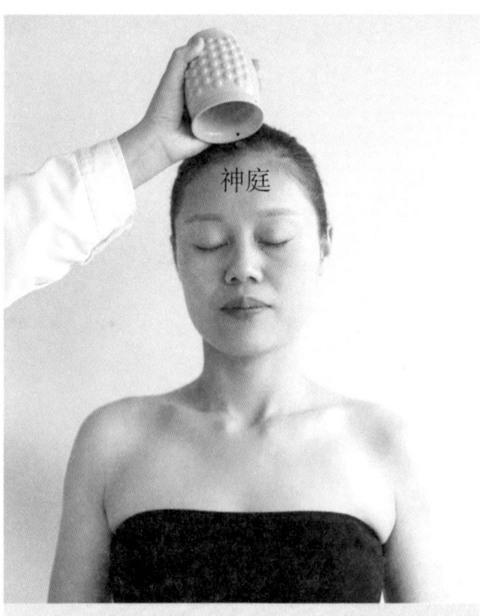

②神庭在头部，前发际正中直上0.5寸。

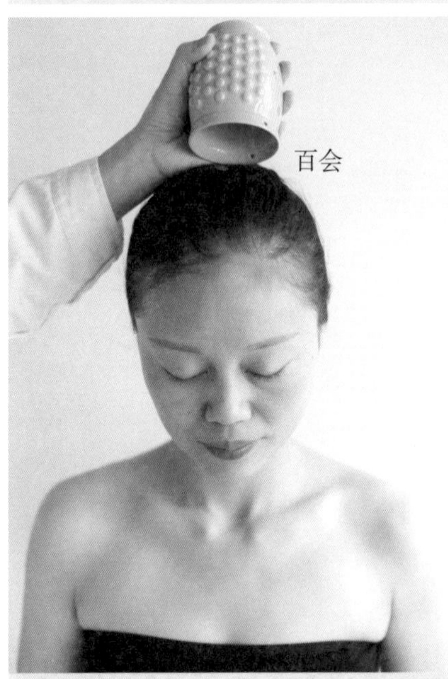

③百会位于头部，当前发际正中直上5寸。

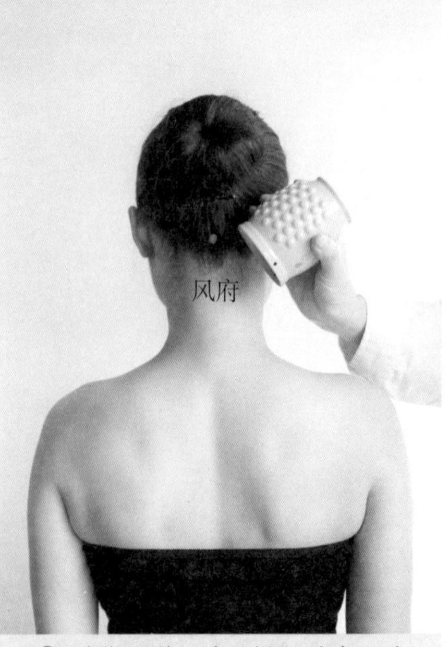

④风府位于项部，当后发际正中直上1寸，枕外隆凸直下，两侧斜方肌之间凹陷中。

图5–14　刮拭督脉治疗失眠的重点穴位

（2）刮拭足少阳胆经：从前到后采用揉刮法刮拭阳白至风池，重点揉刮风池。刮拭的重点穴位详见图5-15。

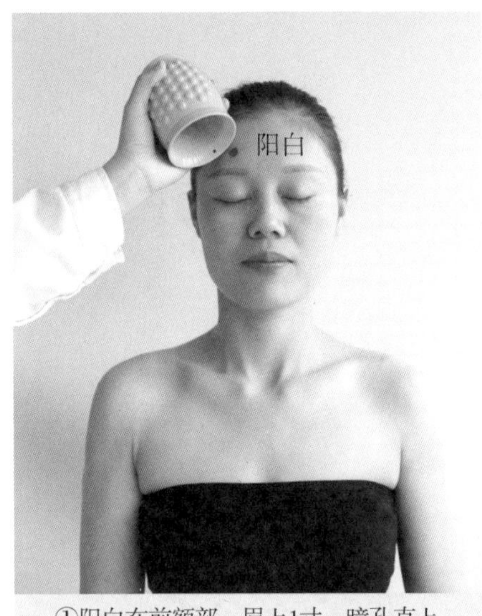

①阳白在前额部，眉上1寸，瞳孔直上。

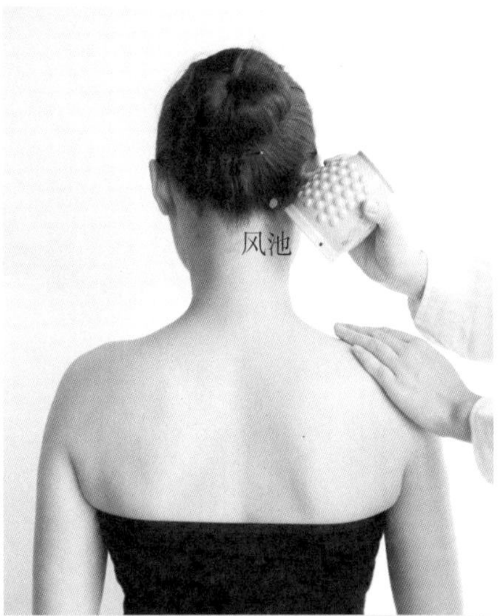

②风池在颈后区，当枕骨之下，与风府相平，胸锁乳突肌与斜方肌上端之间的凹陷中。

图5-15　刮拭足少阳胆经治疗失眠的重点穴位

（3）刮拭手少阳三焦经：从前到后采用单边刮法分段刮拭耳门至角孙、角孙至翳风，重点揉刮角孙、翳风。刮拭的重点穴位详见图5-16。

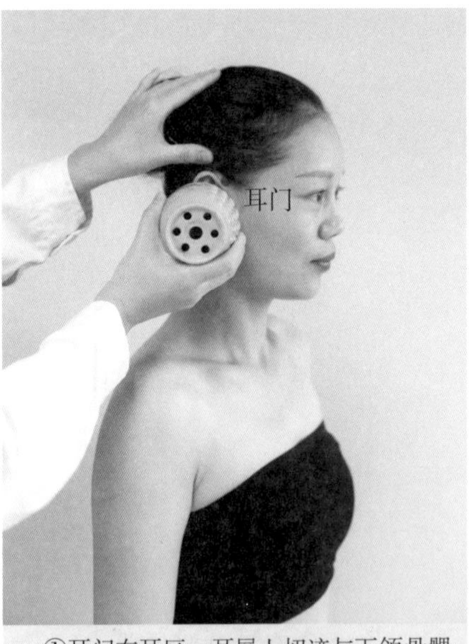

①耳门在耳区，耳屏上切迹与下颌骨髁突之间的凹陷中。

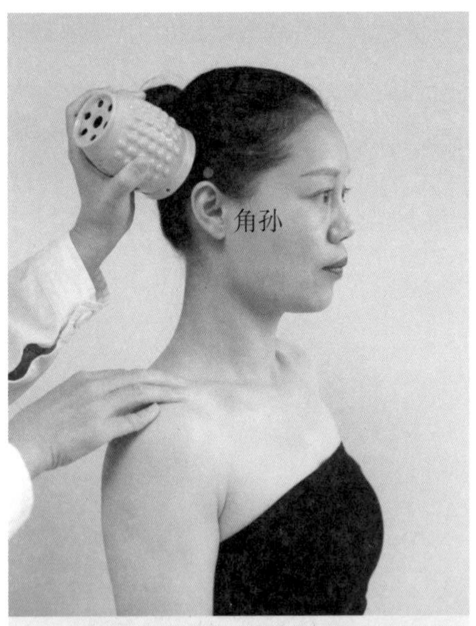

②角孙位于头部，折耳郭向前，耳尖正对发际处。

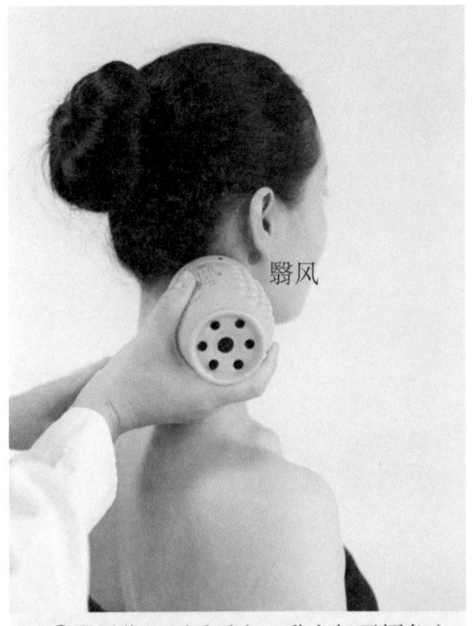

③翳风位于耳垂后方，乳突与下颌角之间的凹陷中。

图5-16　刮拭手少阳三焦经治疗失眠的重点穴位

（4）刮拭足太阳膀胱经：从上到下采用单边刮法刮拭心俞至胆俞，重点点拨心俞、胆俞。刮拭的重点穴位详见图5–17。

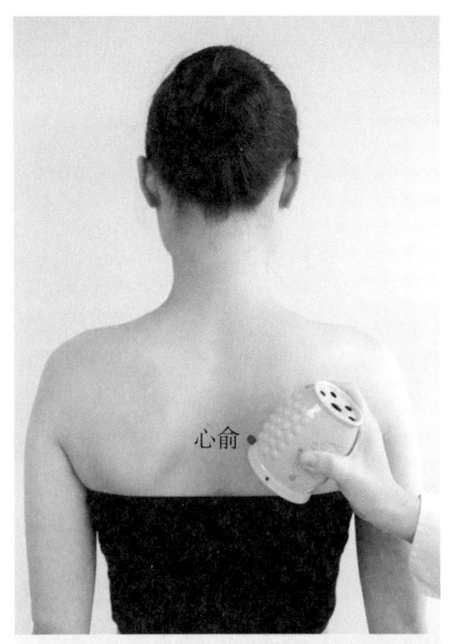

①心俞位于背部，第5胸椎棘突下，旁开1.5寸。

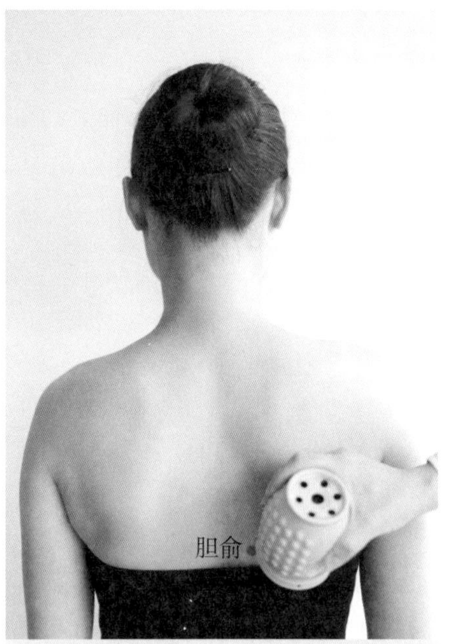

②胆俞在背部，第10胸椎棘突下，旁开1.5寸。

图5–17　刮拭足太阳膀胱经治疗失眠的重点穴位

2. 重点刮拭部位

四神聪、安眠、心俞、胆俞具有调和阴阳、养心安神的作用，是治疗失眠的特效穴，采用揉刮法或点拨法，每穴位重点刮拭2~3分钟。

（四）注意事项

（1）阴虚火旺者刮出痧即停。虚证患者头部刮痧时不强求出痧，局部皮肤发红、发热即可。

（2）刮痧部位注意保暖，刮痧后4小时内不宜洗澡，避免吹风。

（3）饮食有节，晚餐不可过饱，可睡前喝热牛奶，或吃一些补脑安神的食品，如小米、红枣、核桃等。睡觉前不要喝浓茶、浓咖啡。

（4）日常适量运动，保持心情舒畅及乐观的情绪，可进行八段锦、太极拳等修养身心锻炼，每天锻炼30~60分钟即可。

七、中风后遗症

（一）概述

中风又称脑卒中，是由于气血逆乱引起风、火、痰、瘀痹阻脑脉或血脑脉之外的一种急重病症，包括现代医学的脑出血、脑血栓、脑梗死、蛛网膜下腔出血等脑血管意外疾病。中风急性期过后，患者仍留有偏瘫、口眼㖞斜、语言障碍、吞咽困难、颜面麻木、手足麻木沉重、手指震颤等症，即为中风后遗症。

（二）辨证论治

症候分型	症状特点	刮痧手法
风痰瘀阻证	半身不遂，肢体麻木，口眼㖞斜，舌强语謇或失语，心悸气短。舌暗，苔滑腻，脉弦滑	平补平泻法（刮拭按压力大，速度慢）
气虚血瘀证	半身不遂，偏身瘫软，口眼㖞斜，舌强语謇或失语，口角流涎，伴肢体麻木无力，面色萎黄。舌淡紫或紫暗，苔薄白，脉细涩或脉细无力	平补平泻法（刮拭按压力中等，速度适中）
肝肾亏虚证	半身不遂，患肢僵直拘挛，或偏瘫，腰膝酸软。舌红，少苔，脉沉细	补法（刮拭按压力小，速度慢）

（三）操作要领

1. 刮拭经络

治疗时常采用单边刮法，在关节缝隙处采用点拨法，结节或痛处可适当加强揉刮；刮拭肌肉丰厚处可用平推法；杯身发热后使用滚刮法收缩皮肤毛孔。

刮拭督脉：采用单边刮法从百会刮至风府，重点揉刮百会。

从上到下采用单边刮法刮拭大椎至腰阳关，重点揉刮大椎、腰阳关。刮拭的重点穴位详见图5-18。

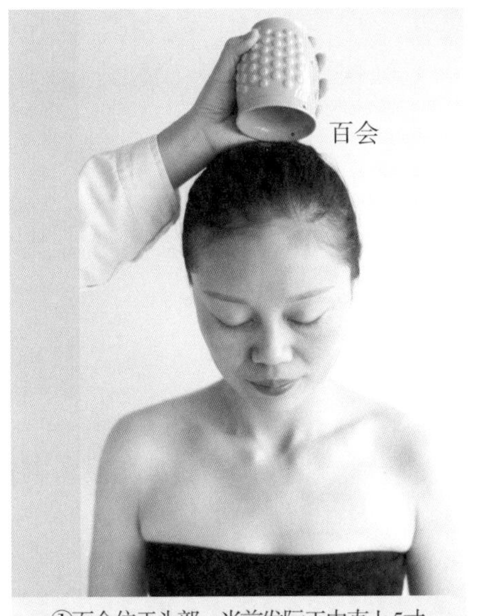

①百会位于头部，当前发际正中直上5寸。

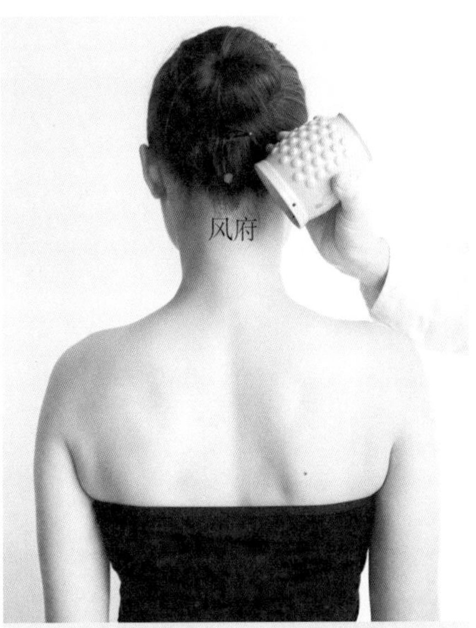

②风府位于项部，当后发际正中直上1寸，枕外隆凸直下，两侧斜方肌之间凹陷中。

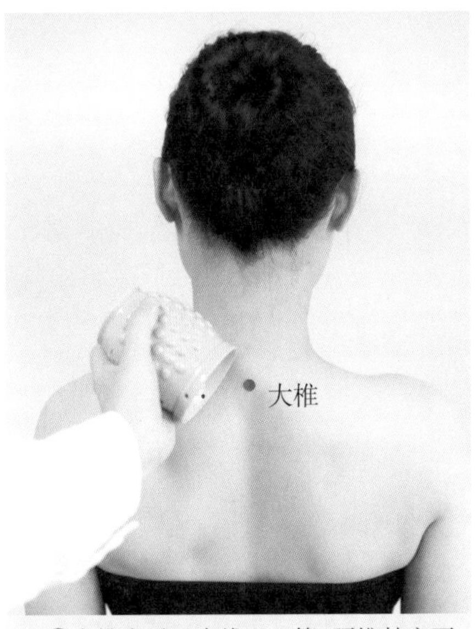

①大椎在后正中线上，第7颈椎棘突下凹陷中。

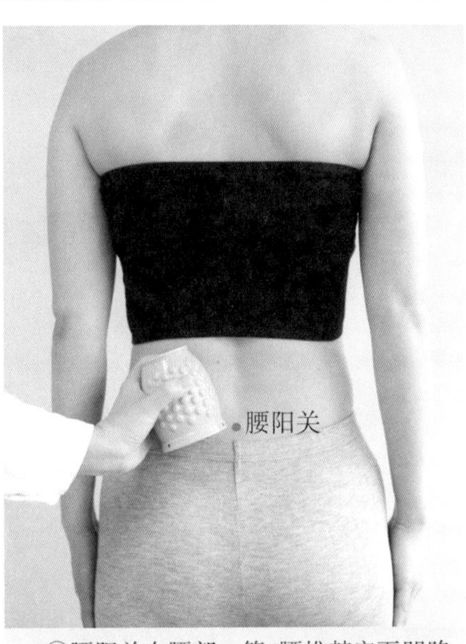

②腰阳关在腰部，第4腰椎棘突下凹陷中。

图5-18 刮拭督脉治疗中风后遗症的重点穴位

2. 重点刮拭部位

百会、大椎、腰阳关具有开窍醒脑、疏通经络的作用，是治疗中风后遗症的特效穴，采用揉刮法或点拨法，每穴位重点刮拭2~3分钟。

（四）注意事项

（1）刮痧时用力应均匀，力度适中，以平补平泻法或补法为主，不强求出痧，刮至局部皮肤发红、发热即可。

（2）刮痧部位注意保暖，刮痧后4小时内不宜洗澡，避免吹风。保持患肢处于功能位置，用沙袋或者软枕辅助，防止患肢被压发生畸形、挛缩。

（3）饮食以清淡、低盐、易消化为原则，阳虚或寒证的患者，宜食甘温食物，禁忌生冷寒凉食物；热证的患者，宜食甘凉食物，禁忌辛辣温热性质的食物。

（4）保持心情舒畅及乐观的情绪，克制情绪激动，尤其是特别强调“制怒”从而使气血运行通畅，减少复发的因素。

（5）坚持康复锻炼，例如正常的起坐、握拳、抬脚、扣衣扣、系鞋带等。逐步练习肌肉和大脑的协调功能，最后做站立、转身、迈步等训练。

八、面瘫

（一）概述

面瘫是以口、眼向一侧歪斜为主要表现的病症，又称为口眼㖞斜，以一侧面部发病多见，可发生于任何年龄且无明显季节性。面瘫病因有外感、内伤之分，当实邪客于面部经络，致气血痹阻，经筋功能失调，筋内失于约束，则出现口眼㖞斜。

（二）辨证论治

症候分型	症状特点	刮痧手法
风寒阻络证	多因吹风受寒引起，除具有面瘫的一般表现以外，伴畏风、迎风流泪，恶寒无汗，身痛。舌淡红，苔薄白，脉浮紧	补法（刮拭按压力小，速度慢）
风热阻络证	多发于感冒发热后，除具有面瘫的一般表现以外，兼见微热恶风，口干渴。舌红或边尖红，苔薄黄，脉浮数	泻法（刮拭按压力大，速度快）
气血不足证	多见于恢复期或病程较长的患者，除具有面瘫的一般表现以外，兼见肢体困倦，头晕、心悸气短，神疲乏力，面色萎黄等。舌淡，少苔，脉细无力	补法（刮拭按压力小，速度慢）

续表

症候分型	症状特点	刮痧手法
阳明实热证	除具有面瘫的一般表现以外，兼见口干咽燥，口气臭秽，烦渴引饮。舌红，苔黄，脉洪大	泻法（刮拭按压力大，速度快）
风痰阻络证	除具有面瘫的一般表现以外，兼见头重如裹，头懵，胸闷。舌胖大，苔白浊或白腻，脉弦滑	平补平泻法（刮拭按压力中等，速度适中）
肝胆火逆证	除具有面瘫的一般表现以外，兼见耳鸣耳痛，口苦易怒，面红目赤。舌红，苔黄，脉弦数	泻法（刮拭按压力大，速度快）
气滞血瘀证	除具有面瘫的一般表现以外，兼见面紧板滞，面色较暗。舌暗或有瘀斑，脉涩不畅	泻法（刮拭按压力大，速度快）

（三）操作要领

1. 刮拭经络

治疗时常采用单边刮法，在关节缝隙处采用点拨法，结节或痛处可适当加强揉刮；刮拭肌肉丰厚处可用平推法；杯身发热后使用滚刮法收缩皮肤毛孔。

（1）刮拭经外奇穴：采用单边刮法刮拭面部太阳至牵正，重点揉刮太阳。刮拭的重点穴位详见图5-19。

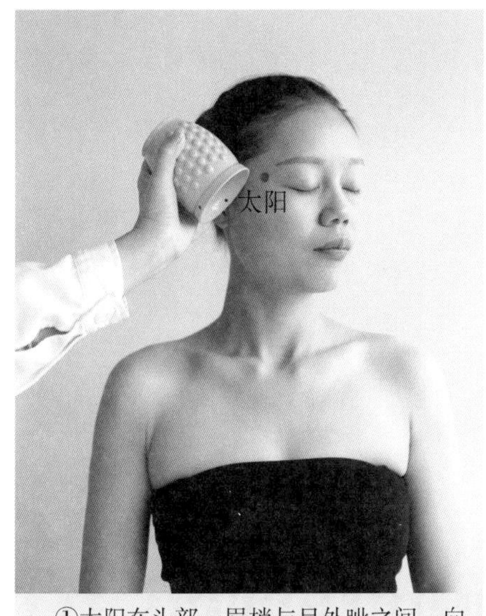

①太阳在头部，眉梢与目外眦之间，向后约1横指的凹陷中。

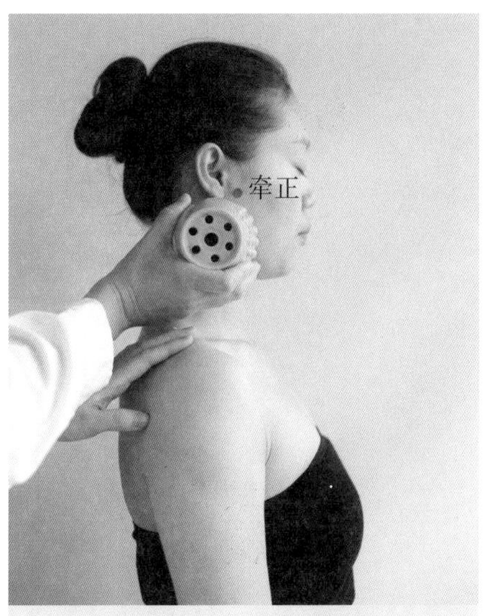

②牵正在面颊部，耳垂前方0.5~1寸处。

图5-19　刮拭经外奇穴治疗面瘫的重点穴位

（2）刮拭足少阳胆经：采用单边刮法刮拭面部阳白至上关、上关至听会，顺刮至风池，重点揉刮上关、听会、风池。刮拭的重点穴位详见图5-20。

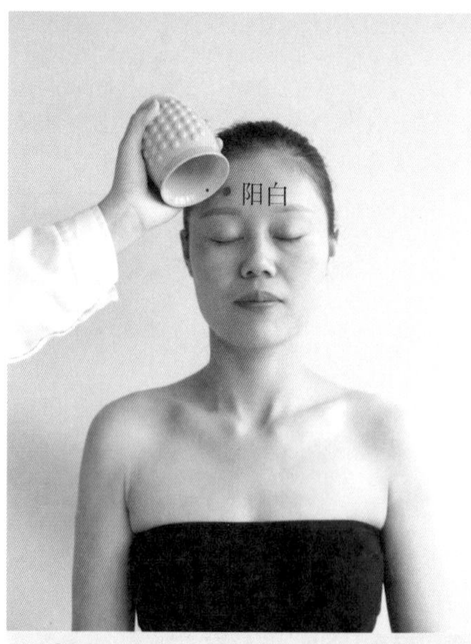

①阳白在前额部，眉上1寸，瞳孔直上。

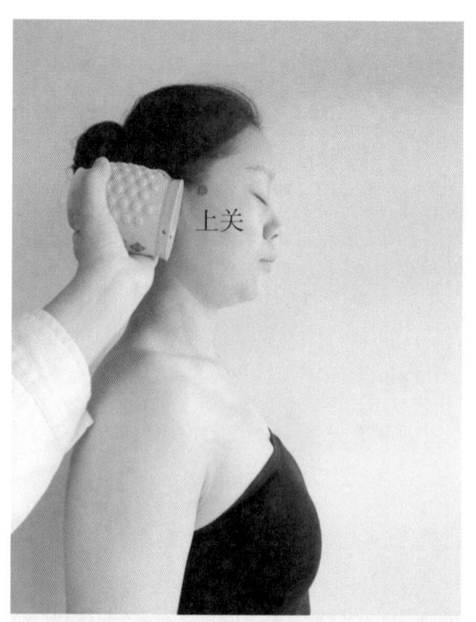

②上关在面部，颧弓的上缘中央凹陷处。

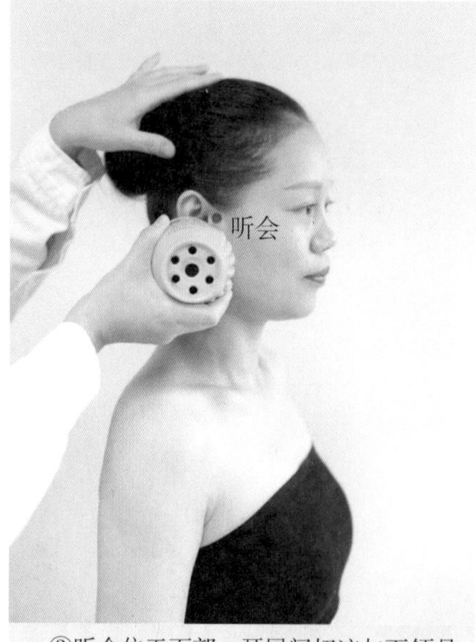

③听会位于面部，耳屏间切迹与下颌骨髁突之间的凹陷中。

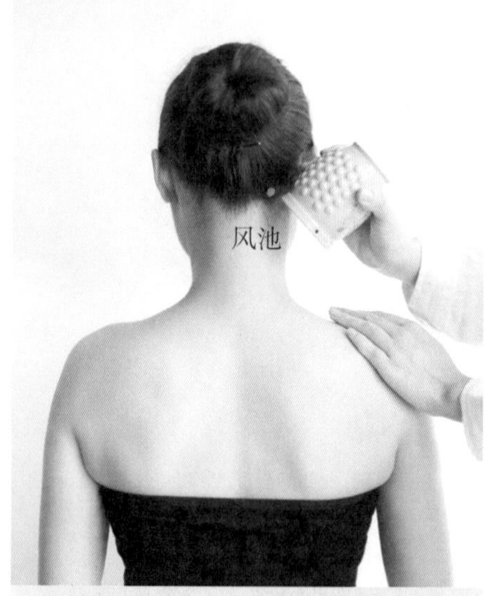

④风池在颈后区，当枕骨之下，与风府相平，胸锁乳突肌与斜方肌上端之间的凹陷中。

图5-20　刮拭足少阳胆经治疗面瘫的重点穴位

（3）刮拭足阳明胃经：刮拭患侧面部，采用单边刮法刮拭颊车至地仓，四白至巨髎，重点点拨颊车、地仓。刮拭的重点穴位详见图5-21。

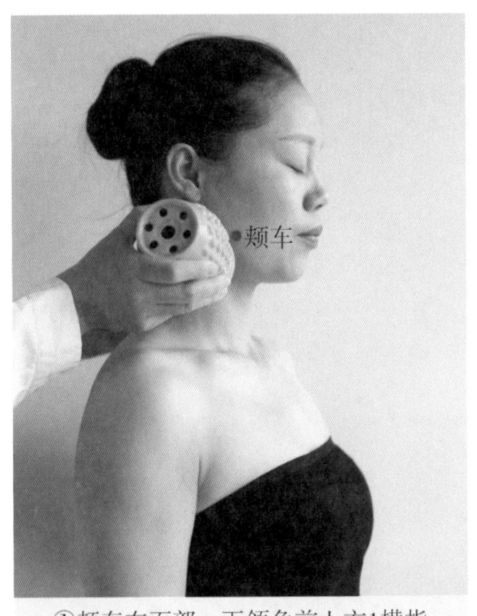

①颊车在面部，下颌角前上方1横指，闭口咬紧牙时咬肌隆起，放松时按之有凹陷处。

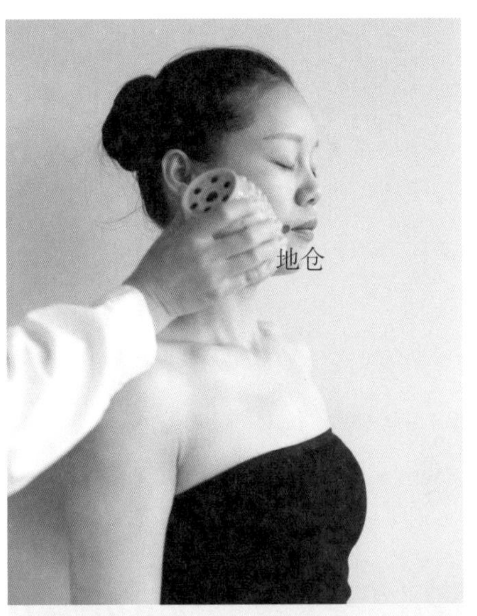

②地仓在面部，口角旁开0.4寸。

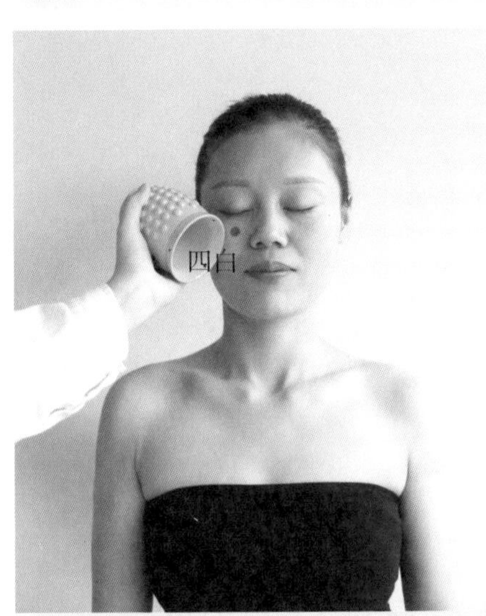

③四白在面部，双眼平视时，瞳孔直下，当眶下孔凹陷处。

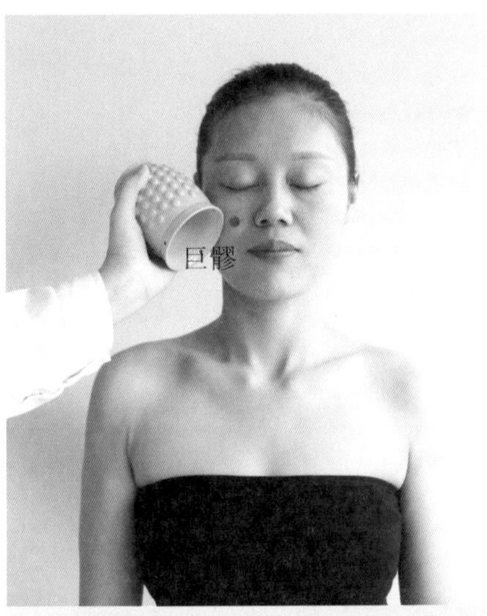

④巨髎在面部，横平鼻翼下缘，目正视，瞳孔直下。

图5-21 刮拭足阳明胃经治疗面瘫的重点穴位

2. 重点刮拭部位

太阳、地仓、四白、颊车、翳风具有祛风止痛，舒筋活络的作用，是治疗面瘫的特效穴，采用揉刮法或点拨法，每穴位重点刮拭2~3分钟。

（四）注意事项

（1）脸部刮痧时用力应均匀，力度适中，不强求出痧，刮至局部皮肤发红、发热即可。

（2）刮痧部位注意保暖，刮痧后4小时内不宜洗澡，避免吹风。平时避免空调、电扇直吹身体。

（3）面瘫患者因自身形象改变，容易产生焦虑、急躁情绪，规劝其调整心态，正确对待疾病，积极配合治疗。

（4）尽早开始面肌的主动与被动运动，只要患侧面部能活动，就应进行面肌功能训练，可对着镜子做皱眉、闭眼、露齿、鼓腮和吹口哨等动作，每天数次，每次5～15分钟，并辅以面部按摩及可选择翳风、四白、风池等穴进行按摩。

（5）饮食宜清淡，避免粗糙、干硬、油腻、辛辣食物。保持口腔清洁，预防口腔感染。

九、腹胀

（一）概述

腹胀指脘腹胀满，腹部外形胀大而触之无积聚、痞块；或虽自感胀满而腹部不大，触之无积聚、痞块。可伴有肠鸣、矢气、大便不调、嗳气、纳差、畏食、腹痛等胃肠道症状。多由脾胃素虚、饮食不节、运化失健，或肝气郁结、肠胃积热、瘀血停滞等所致。

（二）辨证论治

症候分型	症状特点	刮痧手法
瘀血内蓄证	多在伤后1~2天逐渐发生，腹胀腹痛，或腰疼痛，俯仰转侧不利，纳呆便秘，身热。舌红，苔黄而干，脉数	泻法（刮拭按压力大，速度快）
肝脾气滞证	伤后胸腹疼痛，胁腹胀，胀甚于痛，走窜不定，嗳气频作，大便不畅。舌暗，苔薄白，脉弦	泻法（刮拭按压力大，速度快）
脾气虚弱证	腹胀喜按，按之则舒，面色萎黄，肢倦乏力，食欲不振，大便稀溏。舌淡胖，苔薄白，脉细弱	补法（刮拭按压力小，速度慢）

（三）操作要领

1. 刮拭经络

治疗时常采用单边刮法，在关节缝隙处采用点拨法，结节或痛处可适当加强揉刮；刮拭肌肉丰厚处可用平推法；杯身发热后使用滚刮法收缩皮肤毛孔。

（1）刮拭督脉：从上到下采用单边刮法刮拭至阳至悬枢，重点点拨至阳、悬枢。刮拭的重点穴位详见图5-22。

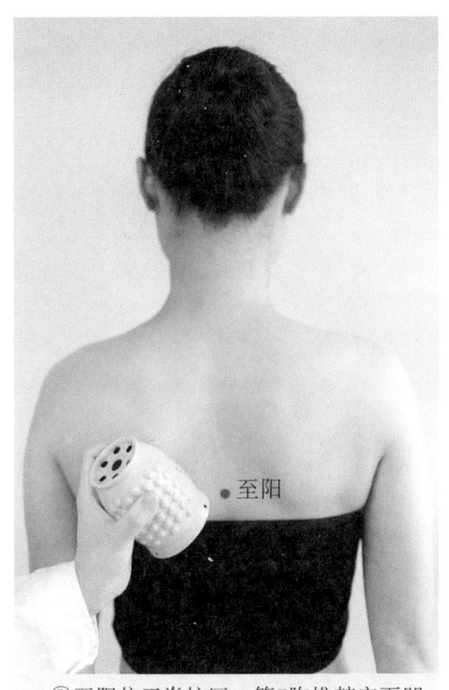

①至阳位于脊柱区，第7胸椎棘突下凹陷中，后正中线上。

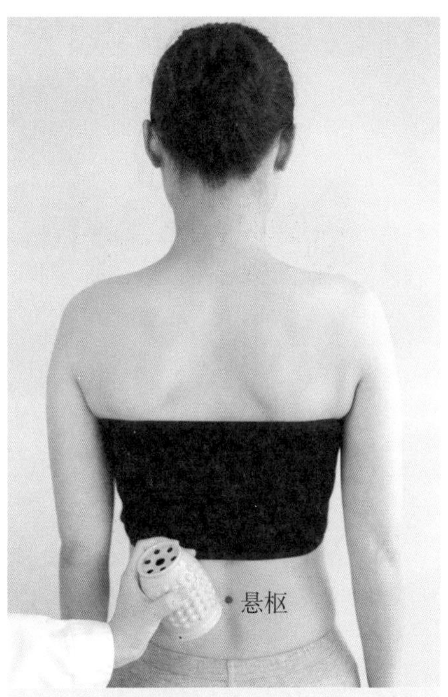

②悬枢位于脊柱区，第1腰椎棘突下凹陷中，后正中线上。

图5-22　刮拭督脉治疗腹胀的重点穴位

（2）刮拭足太阳膀胱经：从上到下采用单边刮法刮拭肝俞至胃俞，胃俞至大肠俞，继续顺刮至小肠俞，亦可采用平推法或滚刮法；重点点拨大肠俞、小肠俞。刮拭的重点穴位详见图5-23。

（3）刮拭足阳明胃经：从上到下采用单边刮法刮拭足三里至下巨虚，重点点拨足三里、下巨虚。刮拭的重点穴位详见图5-24。

（4）刮拭足太阴脾经：从上到下采用单边刮法刮拭阴陵泉至地机，顺刮至三阴交，重点揉刮阴陵泉、三阴交。刮拭的重点穴位详见图5-25。

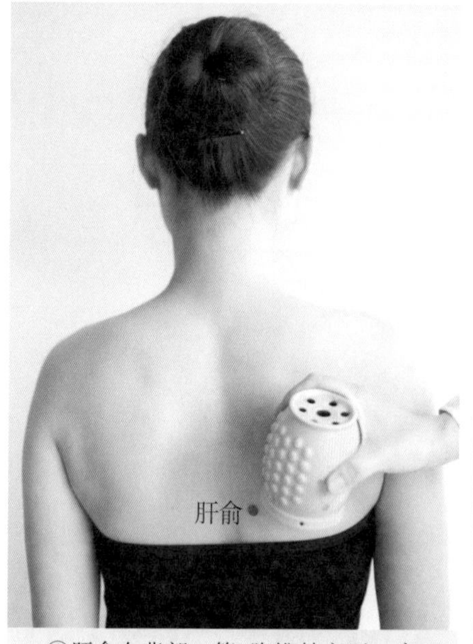

①肝俞在背部，第9胸椎棘突下，旁开1.5寸。

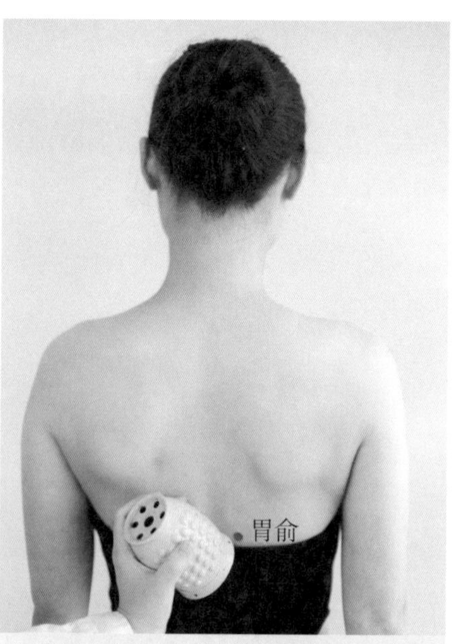

②胃俞在背部，第12胸椎棘突下，旁开1.5寸。

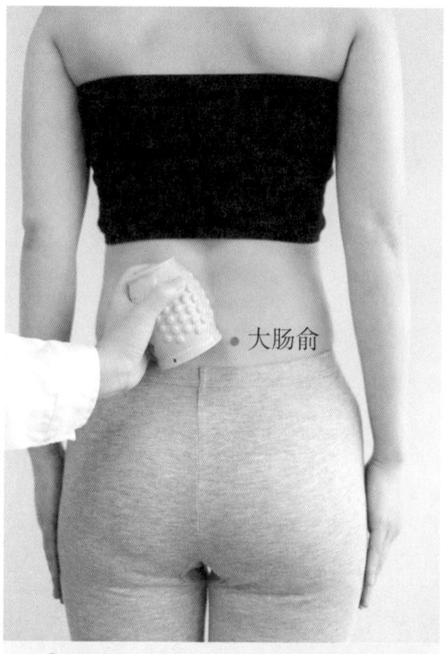

③大肠俞在腰部，第4腰椎棘突下，旁开1.5寸。

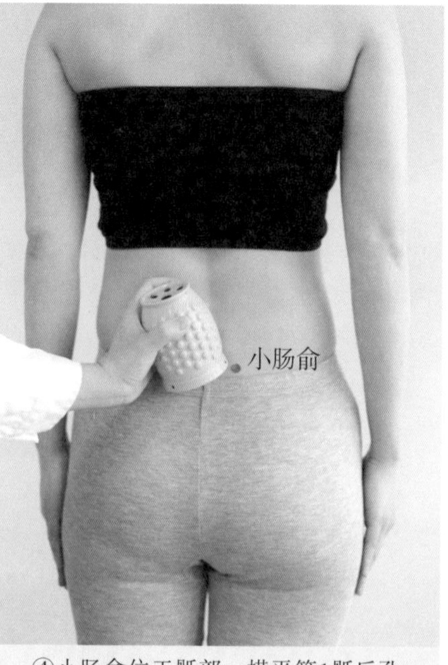

④小肠俞位于骶部，横平第1骶后孔，骶正中嵴旁开1.5寸。

图5-23　刮拭足太阳膀胱经治疗腹胀的重点穴位

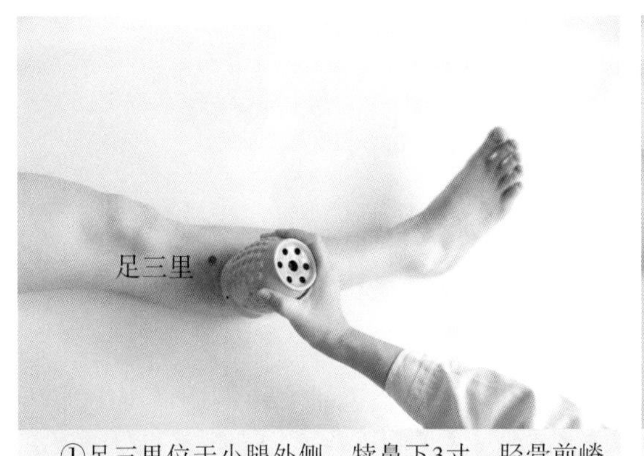

①足三里位于小腿外侧，犊鼻下3寸，胫骨前嵴外1横指处。

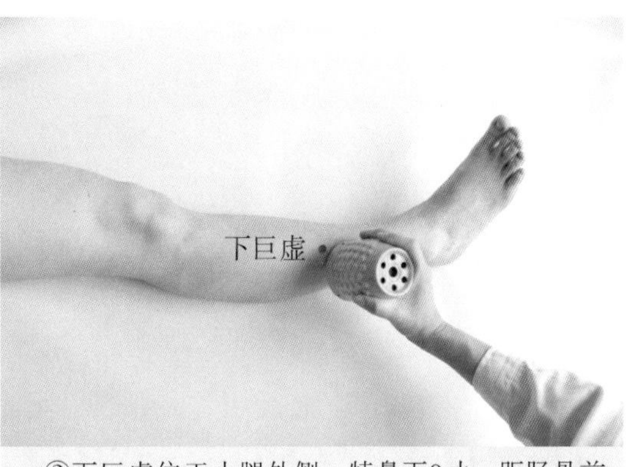

②下巨虚位于小腿外侧，犊鼻下9寸，距胫骨前缘1横指，犊鼻与解溪连线上。

图5-24　刮拭足阳明胃经治疗腹胀的重点穴位

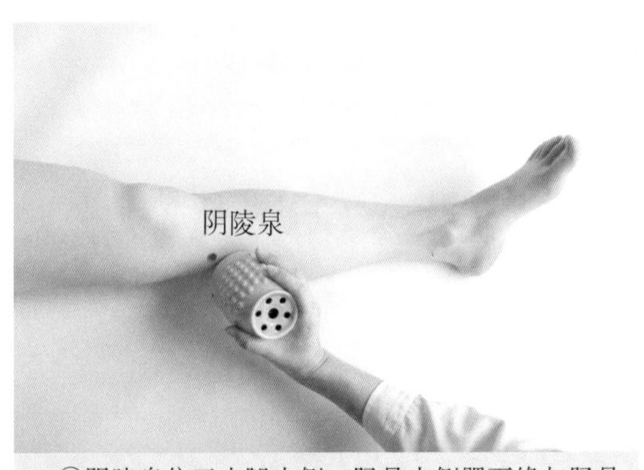

①阴陵泉位于小腿内侧，胫骨内侧髁下缘与胫骨内侧缘之间的凹陷中。

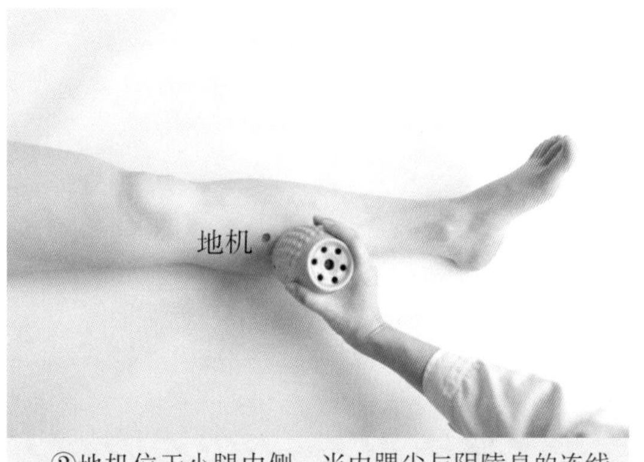

②地机位于小腿内侧，当内踝尖与阴陵泉的连线上，阴陵泉下3寸。

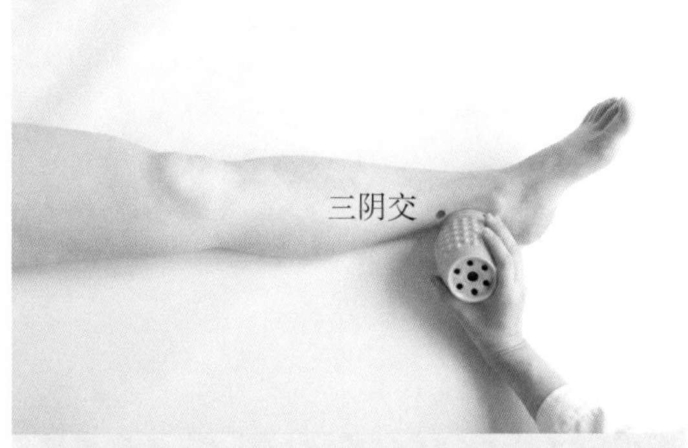

③三阴交位于小腿内侧，内踝尖上3寸，胫骨内侧缘后际。

图5-25　刮拭足太阴脾经治疗腹胀的重点穴位

2. 重点刮拭部位

大肠俞、小肠俞、至阳、悬枢、足三里具有清利肠道、通调肠气的作用，是治疗腹胀的特效穴，采用揉刮法或点拨法，每穴位重点刮拭2~3分钟。

（四）注意事项

（1）刮痧时用力应均匀，力度适中。虚者不强求出痧，可配合腹部按摩。

（2）刮痧部位注意保暖，刮痧后4小时内不宜洗澡，避免吹风。

（3）在饮食上，要减少容易产气食物的摄入，比如南瓜、土豆、红薯、白萝卜、韭菜、洋葱、豆腐、牛奶等食物。养成定时排便的习惯。

（4）每天坚持适量室外运动，锻炼身体，增强体质。

（5）腹胀严重时可采用肛管排气、灌肠、热敷腹部等方法缓解腹胀的症状。

十、便秘

（一）概述

便秘，是以粪便在肠内部滞留过久，秘结不通，排便周期延长，或周期不长，但粪质干结，排出艰难，或粪质不硬，虽频有便意，但排便不畅为主要表现的病症。主要是因气阴不足，或燥热内结，腑气不畅所致。

（二）辨证论治

症候分型	症状特点	刮痧手法
冷秘	大便艰涩，腹痛拘急，胀满拒按，胁下偏痛，手足不温，呃逆呕吐。舌淡，苔白腻，脉弦紧	平补平泻法（刮拭按压力大，速度慢）
热秘	大便干结，腹胀或痛，口干口臭，面红心烦，或有身热，小便短赤。舌红，苔黄燥，脉滑数	泻法（刮拭按压力大，速度快）
气秘	大便干结，或不甚干结，欲便不得出，或便后不爽，肠鸣矢气，嗳气频作，胁腹痞满胀痛。舌偏红，苔薄腻，脉弦	泻法（刮拭按压力大，速度快）
气虚秘	大便干或不干，虽有便意，但排出困难，用力怒挣则汗出短气，便后乏力，面白神疲，肢倦懒言。舌淡，苔白，脉弱	补法（刮拭按压力小，速度慢）
血虚秘	大便干结，面色无华，皮肤干燥，头晕目眩，心悸气短，健忘少寐，口唇色淡。舌淡，苔少，脉细	补法（刮拭按压力小，速度慢）
阴虚秘	大便干结，形体消瘦，头晕耳鸣，两颧红赤，心烦少寐，潮热盗汗，腰膝酸软。舌红，少苔，脉细数	补法（刮拭按压力小，速度慢）
阳虚秘	大便干或不干，排出困难，小便清长，面色㿠白，四肢不温，腹中冷痛，腰膝酸冷。舌淡，苔白，脉沉迟	补法（刮拭按压力小，速度慢）

（三）操作要领

1. 刮拭经络

治疗时常采用单边刮法，在关节缝隙处采用点拨法，结节或痛处可适当加强揉刮；刮拭肌肉丰厚处可用平推法；杯身发热后使用滚刮法收缩皮肤毛孔。

（1）刮拭足太阳膀胱经：从上到下采用单边刮法刮拭脾俞至关元俞，重点点拨脾俞、关元俞。刮拭的重点穴位详见图5-26。

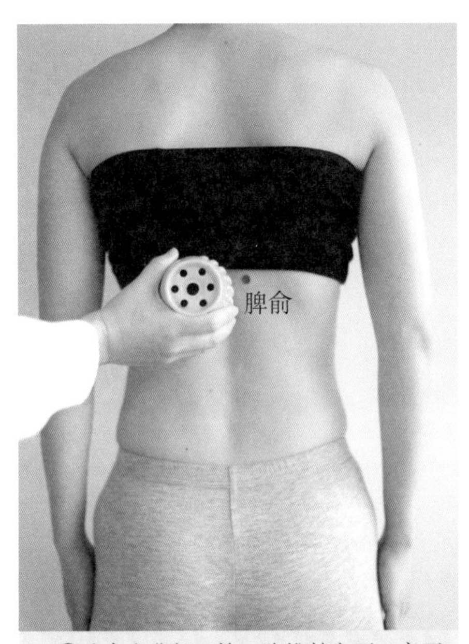

①脾俞在背部，第11胸椎棘突下，旁开1.5寸。

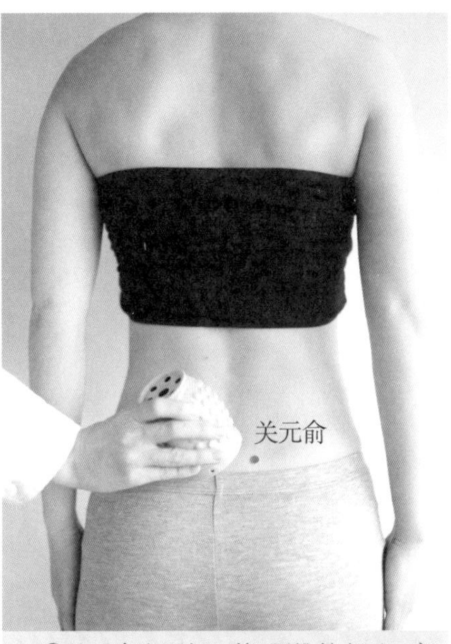

②关元俞在腰部，第5腰椎棘突下，旁开1.5寸。

图5-26　刮拭足太阳膀胱经治疗便秘的重点穴位

（2）刮拭任脉：从上到下采用单边刮法刮拭神阙至气海，重点揉刮神阙、气海。刮拭的重点穴位详见图5-27。

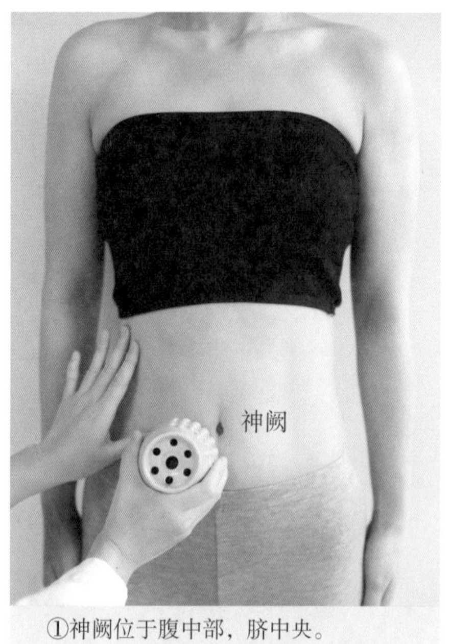

①神阙位于腹中部，脐中央。

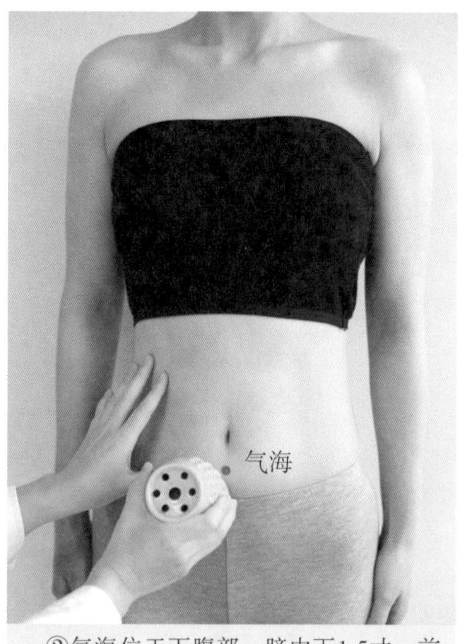

②气海位于下腹部，脐中下1.5寸，前正中线上。

图5-27　刮拭任脉治疗便秘的重点穴位

（3）刮拭足阳明胃经：从上到下采用单边刮法刮拭天枢至水道，重点揉刮天枢，继续采用单边刮法刮拭足三里至下巨虚。刮拭的重点穴位详见图5-28。

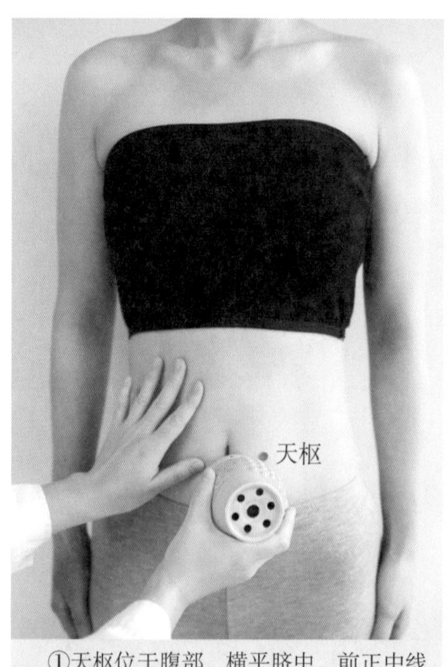

①天枢位于腹部，横平脐中，前正中线旁开2寸。

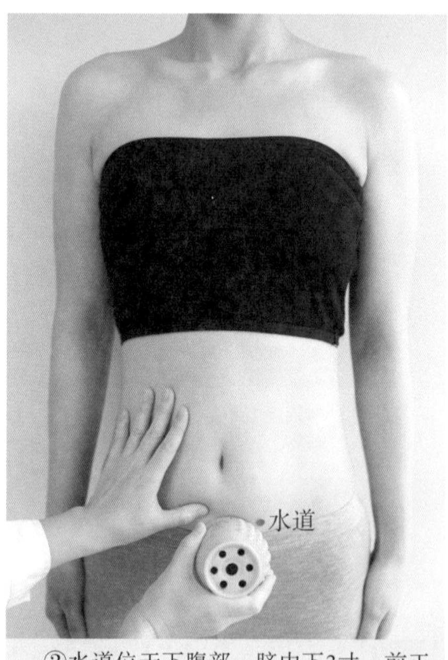

②水道位于下腹部，脐中下3寸，前正中线旁开2寸。

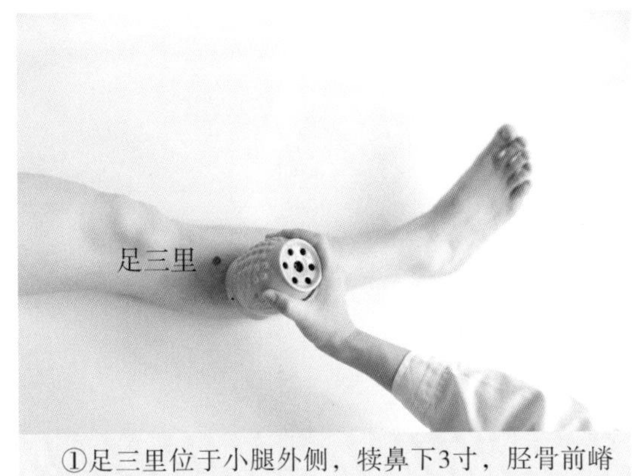

①足三里位于小腿外侧，犊鼻下3寸，胫骨前嵴外1横指处，犊鼻与解溪连线上。

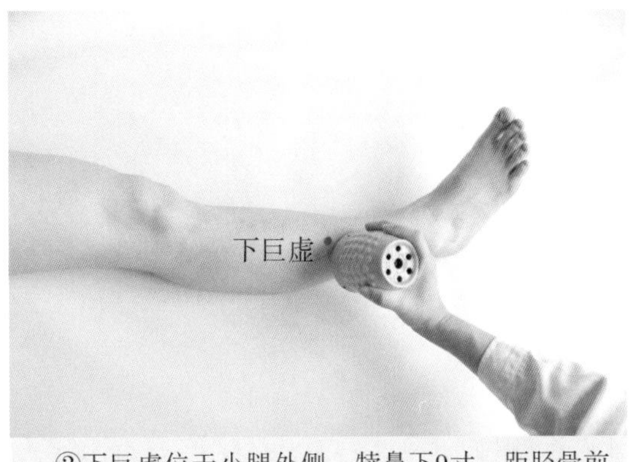

②下巨虚位于小腿外侧，犊鼻下9寸，距胫骨前缘1横指，犊鼻与解溪连线上。

图5-28 刮拭足阳明胃经治疗便秘的重点穴位

2. 重点刮拭部位

神阙、天枢、气海具有和胃理肠、行气散滞的作用，是治疗便秘的特效穴，采用揉刮法或点拨法，每穴位重点刮拭2~3分钟。

（四）注意事项

（1）刮拭任脉时不强求出痧，以揉刮法为主，刮至局部皮肤发红、发热即可，刮拭力度以患者感到舒适为宜。

（2）刮痧部位注意保暖，刮痧后4小时内不宜洗澡，避免吹风。

（3）便秘患者在饮食上要注意多食一些含膳食纤维丰富的食物。避免食煎炸、油腻、辛辣等不利于消化的食物。多喝水，有利于促进新陈代谢。

（4）养成每天定时排便的良好生活习惯，建立良好的排便规律。可进行腹部按摩和提肛训练，促进肠蠕动。

（5）调节好心情，保持心情愉悦，避免心情波动过大引起便秘。同时要有良好的睡眠，做到劳逸结合。

十一、呕吐

（一）概述

呕吐是由于胃失和降、气逆于上，迫使胃内容物从口而出的病症。一般以有物有声谓之呕，有物无声谓之吐，无物有声谓之干呕。临床呕与吐常同时发生，故合称为“呕吐”。多因外邪犯胃、饮食不节、情志失调、素体脾胃虚弱等，扰动胃腑或胃虚失和，气逆于上则出现呕吐。

（二）辨证论治

症候分型	症状特点	刮痧手法
痰饮内阻证	呕吐物多为清水痰涎，或胃部如囊裹水，胸脘痞闷，纳食不佳，头晕，心悸，或逐渐消瘦，或呕而肠鸣。舌淡红，苔白滑而腻，脉沉弦滑	补法（刮拭按压力小，速度慢）
肝气犯胃证	呕吐吞酸，或干呕泛恶，脘胁胀痛，烦闷不舒，嗳气频频，每因情志不遂而发作或加重。舌边红，苔薄腻或微黄，脉弦	泻法（刮拭按压力大，速度快）
脾胃虚寒证	饮食稍多即欲呕吐，时发时止，食入难化，胸脘痞闷，不思饮食，面色㿠白，倦怠乏力，四肢不温，口干不欲饮或喜热饮，大便稀溏。舌质淡，苔薄白，脉濡弱或沉	补法（刮拭按压力小，速度慢）
外邪犯胃证	突然呕吐，频频泛恶，胸脘痞闷，或心中懊侬，伴有恶寒发热，头身疼痛。舌红，苔白腻，脉濡	平补平泻法（刮拭按压力大，速度慢）
饮食停滞证	呕吐酸腐量多，或吐出未消化的食物，嗳气厌食，脘腹胀满，得食更甚，吐后反快，大便秘结或溏泄，气味臭秽。舌淡红，苔厚腻，脉滑实有力	泻法（刮拭按压力大，速度快）
胃阴亏虚证	呕吐反复发作，或时作干呕，恶心，胃中嘈杂，似饥而不欲食，口燥咽干。舌红少津，苔少，脉细数	补法（刮拭按压力小，速度慢）

（三）操作要领

1. 刮拭经络

治疗时常采用单边刮法，在关节缝隙处采用点拨法，结节或痛处可适当加强揉刮；刮拭肌肉丰厚处可用平推法；杯身发热后使用滚刮法收缩皮肤毛孔。

（1）刮拭任脉：从上到下采用单边刮法刮拭中脘至建里，建里刮至神阙，神阙刮至气海，顺刮至关元，重点揉刮中脘、神阙、关元。刮拭的重点穴位详见图5-29。

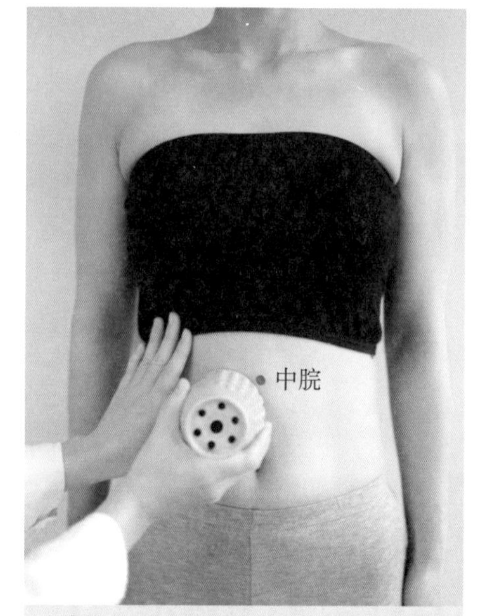

①中脘位于上腹部，脐中上4寸，前正中线上。

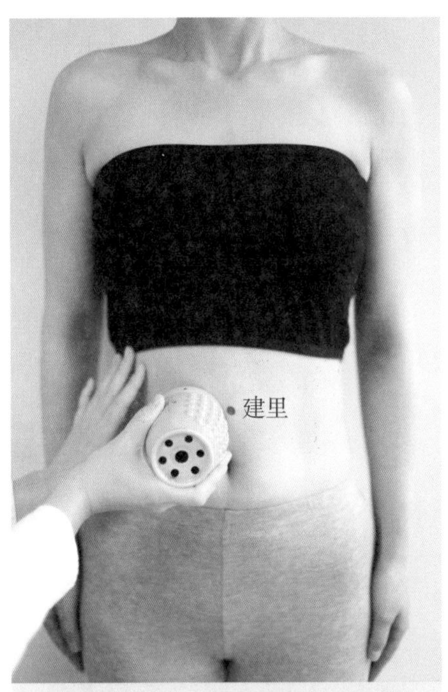

②建里位于上腹部，脐中上3寸，前正中线上。

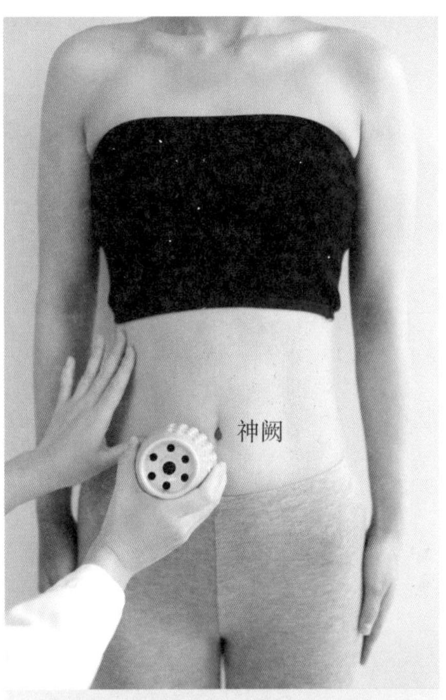

③神阙位于腹中部，脐中央。

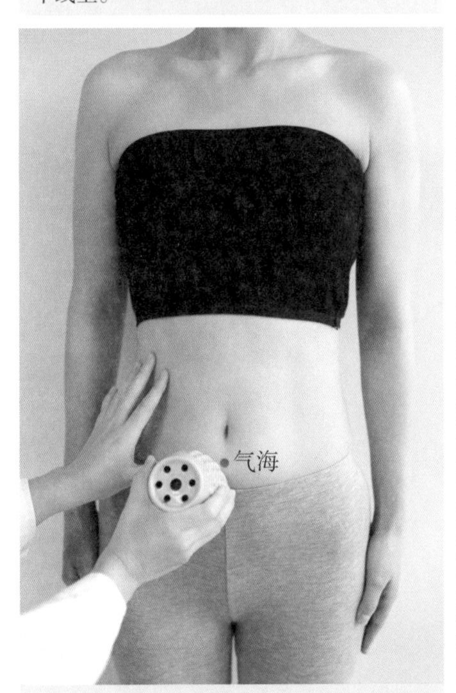

④气海位于下腹部，脐中下1.5寸，前正中线上。

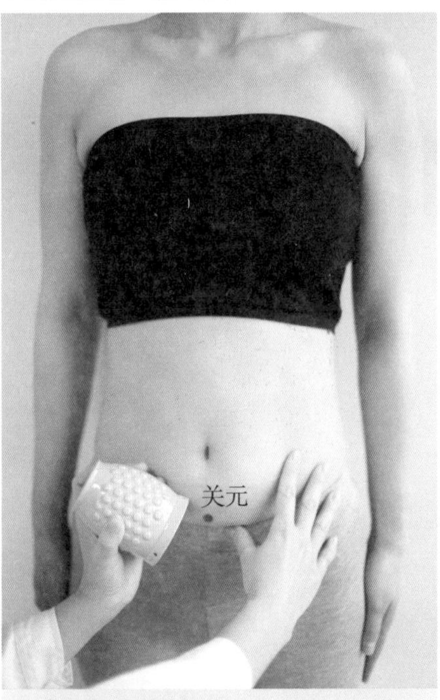

⑤关元位于下腹部，脐中下3寸，前正中线上。

图5-29　刮拭任脉治疗呕吐的重点穴位

（2）刮拭足太阴脾经：从上到下采用单边刮法分段刮拭腹哀至大横、大横至腹结，继续采用单边刮法刮拭阴陵泉至三阴交。刮拭的重点穴位详见图5–30。

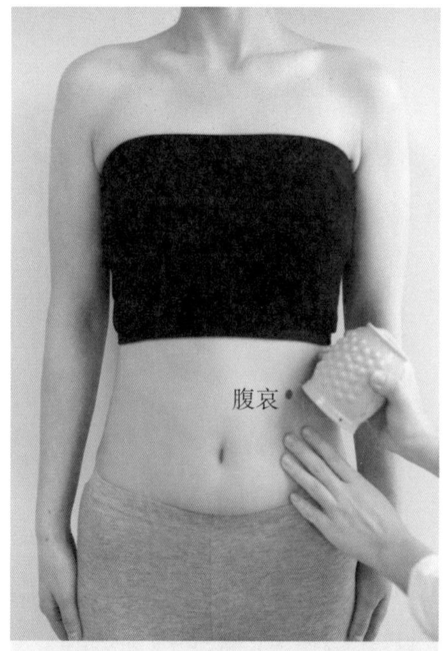

①腹哀位于上腹部，脐中上3寸，前正中线旁开4寸。

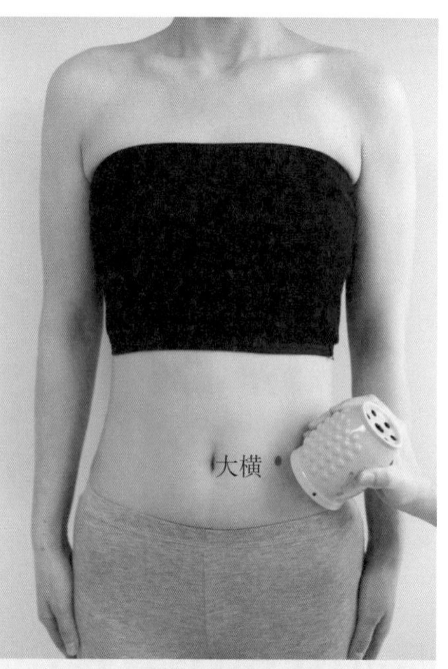

②大横位于腹部，脐中旁开4寸。

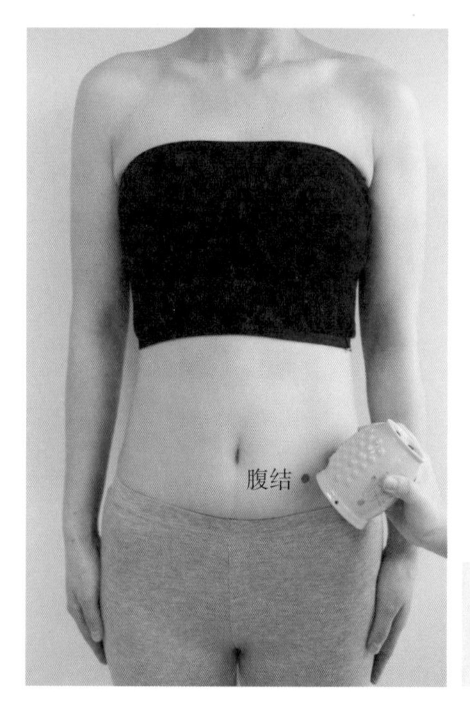

③腹结位于下腹部，脐中下1.3寸，前正中线旁开4寸。

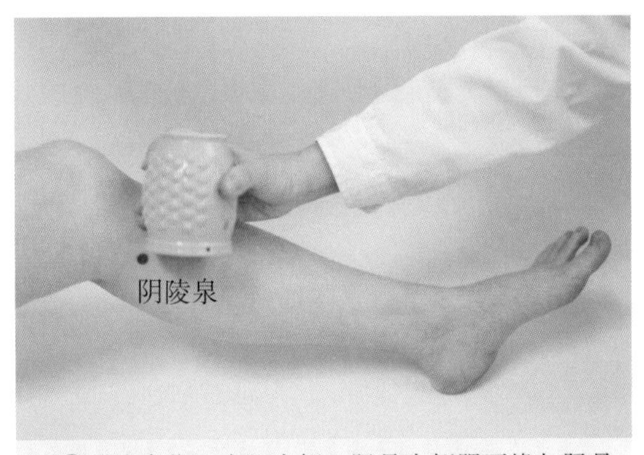

④阴陵泉位于小腿内侧，胫骨内侧髁下缘与胫骨内侧缘之间的凹陷中。

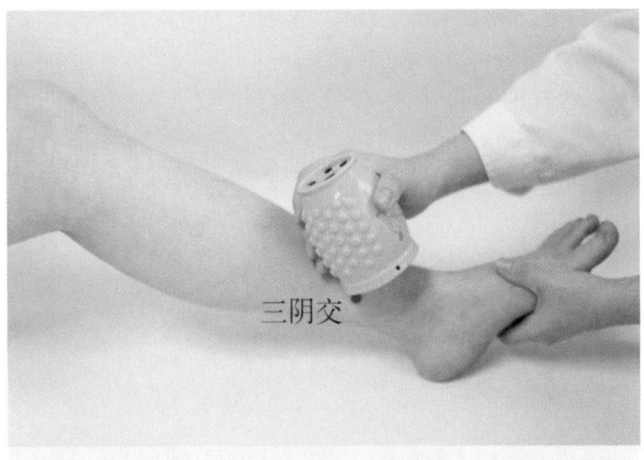

⑤三阴交位于小腿内侧，内踝尖上3寸，胫骨内侧缘后际。

图5-30　刮拭足太阴脾经治疗呕吐的重点穴位

2. 重点刮拭部位

中脘、神阙、关元具有和胃理肠、利水固脱的作用，是治疗呕吐的特效穴，采用揉刮法或点拨法，每穴位进行重点刮拭2~3分钟。

（四）注意事项

（1）刮拭任脉时不强求出痧，以揉刮法为主，刮至局部皮肤发红、发热即可，刮拭力度以患者感到舒适为宜。

（2）刮痧部位注意保暖，刮痧后4小时内不宜洗澡，避免吹风。

（3）呕吐严重者暂禁食，待呕吐减轻后再给予流质食物，渐进半流质食物，如没有呕吐，再进软食。忌辛辣、腥膻等可引起呕吐的食物。寒邪犯胃者可选具有散寒、温中、降逆作用的食物，如生姜、紫苏叶、萝卜等。按时进餐，勿过饱过饥。

（4）呕吐频繁，应适当补充水分和电解质。呕吐剧烈，而且伴有腹痛、腹泻等症状；或者呕吐物含有胆汁、粪便并伴有腹痛、腹胀，无排便排气等，应立刻就诊。

（5）按摩内关，结合生姜贴敷治疗，能够有效改善恶心、呕吐的症状。

十二、呃逆

（一）概述

呃逆是指因胃气上逆动膈，气逆上冲所致，以喉间呃呃连声，声短而频，令人不能自止为主要临床表现的病症。呃逆多由饮食不当、情志不遂和正气亏虚等所致。

（二）辨证论治

症候分型	症状特点	刮痧手法
胃中寒冷证	呃声沉而有力，胃脘部及膈间不舒，得热则减，遇寒则甚，进食减少，喜食热饮，口淡不渴。舌淡，苔薄而润，脉迟缓	补法（刮拭按压力小，速度慢）
脾胃阳虚证	呃声低长无力，气不得续，泛吐清水，脘腹不舒，喜暖喜按，手足不温，食少乏力，大便溏薄。舌淡，苔薄白，脉沉细	补法（刮拭按压力小，速度慢）
胃阴不足证	呃声短促而不连续，口舌干燥，不思饮食，或有烦渴、或食后饱胀，大便干结。舌红，苔少，脉细数	补法（刮拭按压力小，速度慢）
气机郁滞证	呃逆连声，常因情志不畅而诱发或加重，胸胁满闷，脘腹胀满，或有嗳气纳呆，肠鸣矢气。舌红苔薄，脉弦	泻法（刮拭按压力大，速度快）
胃火上逆证	呃声洪亮有力，冲逆而出，口臭烦渴，多喜冷饮，小便短黄。舌红，苔黄或燥，脉滑数	泻法（刮拭按压力大，速度快）

（三）操作要领

1. 刮拭经络

治疗时常采用单边刮法，在关节缝隙处采用点拨法，结节或痛处可适当加强揉刮；刮拭肌肉丰厚处可用平推法；杯身发热后使用滚刮法收缩皮肤毛孔。

（1）刮拭足太阳膀胱经：从上到下采用单边刮法刮拭膈俞至胃俞，胃俞至大肠俞，继续顺刮至小肠俞，亦可采用平推法或滚刮法；重点点拨膈俞。刮拭的重点穴位详见图5–31。

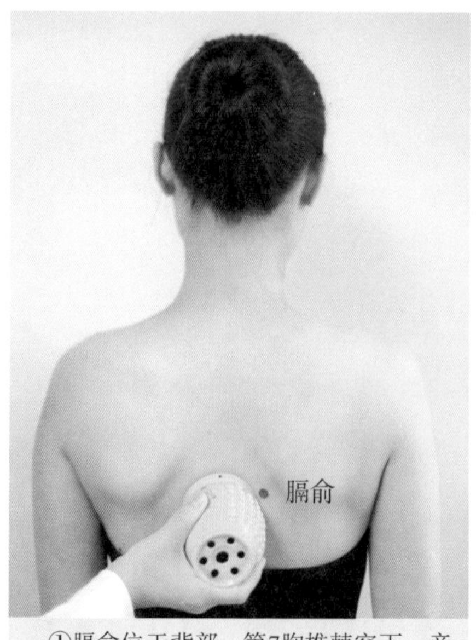

①膈俞位于背部，第7胸椎棘突下，旁开1.5寸。

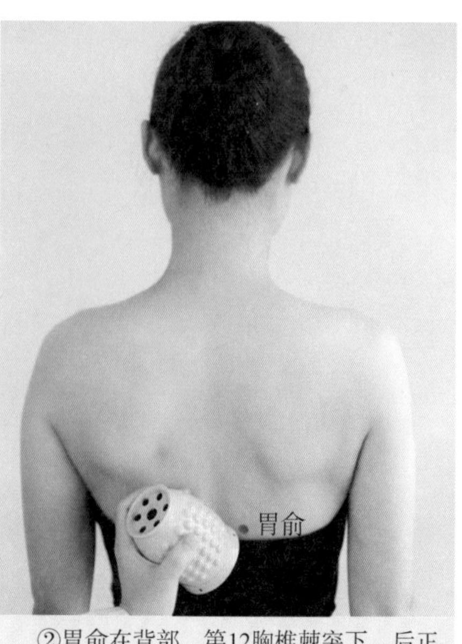

②胃俞在背部，第12胸椎棘突下，后正中线旁开1.5寸。

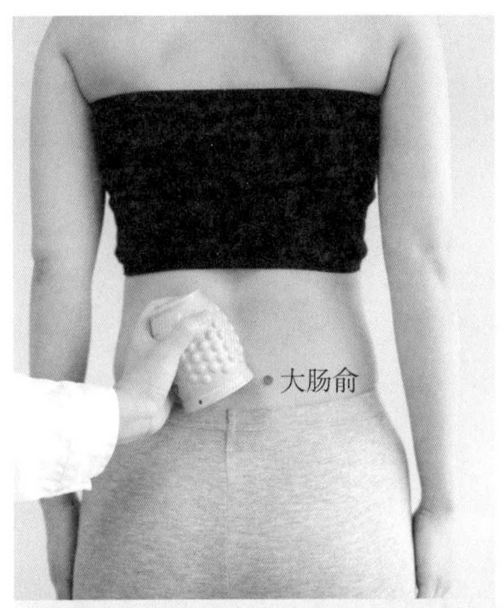

③大肠俞位于腰部，第4腰椎棘突下,后正中线旁开1.5寸。

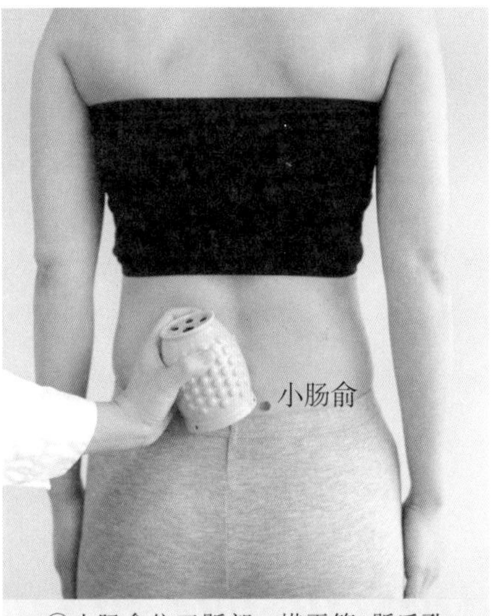

④小肠俞位于骶部，横平第1骶后孔，骶正中嵴旁开1.5寸。

图5-31 刮拭足太阳膀胱经治疗呃逆的经重点穴位

（2）刮拭任脉：从上到下采用单边刮法刮拭中脘至建里，建里刮至神阙，神阙刮至气海，顺刮至关元，重点揉刮中脘、关元。刮拭的重点穴位详见图5-32。

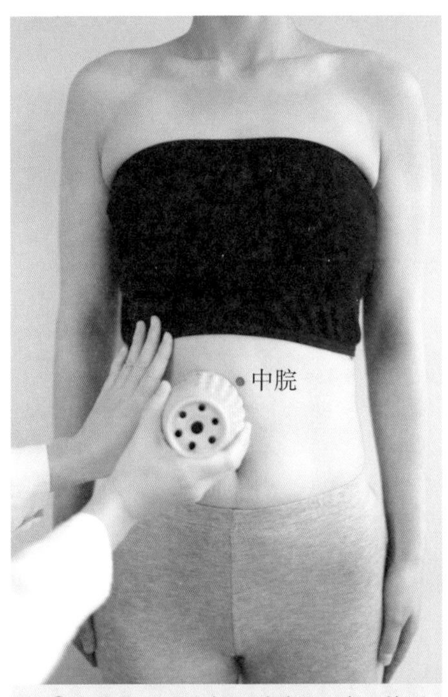

①中脘位于上腹部，脐中上4寸，前正中线上。

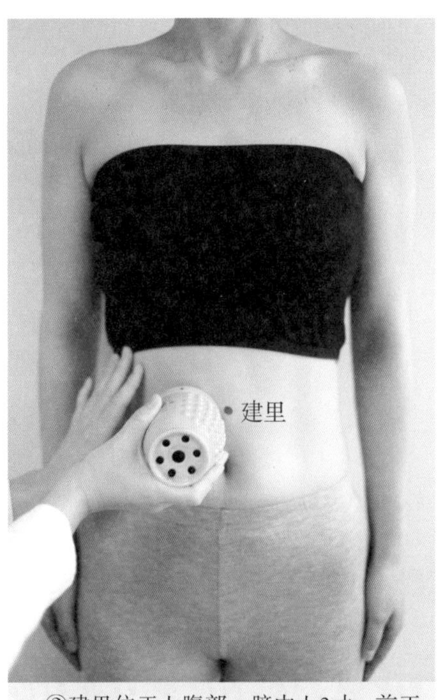

②建里位于上腹部，脐中上3寸，前正中线上。

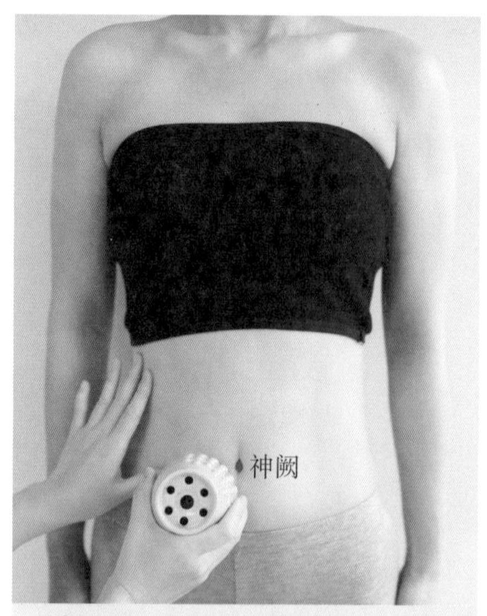

③神阙位于腹中部，脐中央。

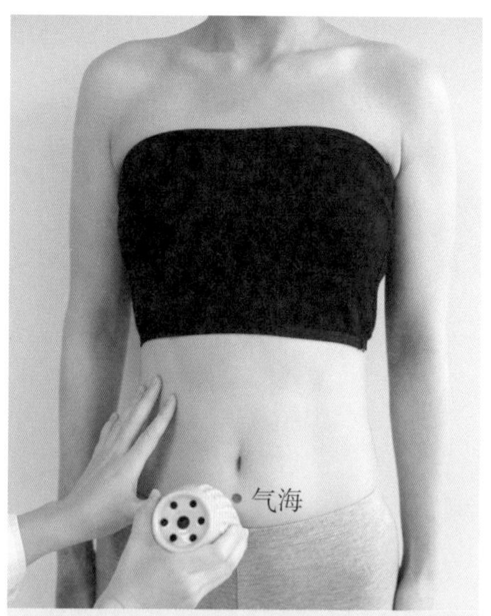

④气海位于下腹部，脐中下1.5寸，前正中线上。

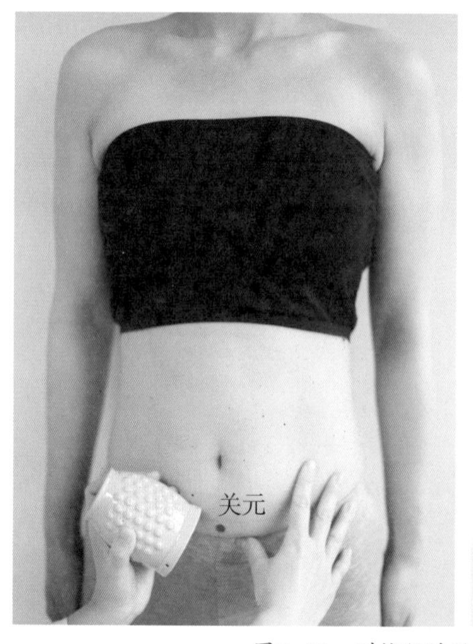

⑤关元位于下腹部，当脐中下3寸，前正中线上。

图5-32　刮拭任脉治疗呃逆的重点穴位

2. 重点刮拭部位

中脘、膈俞、关元具有宽胸凉膈、和胃理肠的作用，是治疗呃逆的特效穴，采用揉刮法或点拨法，每穴位重点刮拭2~3分钟。

（四）注意事项

（1）刮拭任脉时不强求出痧，以揉刮法为主，刮至局部皮肤发红、发热即可，刮拭力度以患者感到舒适为宜。

（2）刮痧部位注意保暖，刮痧后4小时内不宜洗澡，避免吹风。

（3）注意饮食调养，按时进餐，进食不宜过快，发作时宜进食易消化食物。勿过饱过饥，勿冷热不均，少吃油腻、辛辣食物。戒烟酒，注意饮食卫生。

（4）养成良好生活习惯，起居有常，劳逸结合。适当运动，促进血脉流畅，增强体质。注意寒温适宜，不要受凉。

（5）呃逆轻者可行穴位按压，取内关、合谷、人迎等穴。

十三、胃痛

（一）概述

胃痛，又称胃脘痛，是因寒邪、饮食、情志及脏腑功能失调导致气机郁滞，胃失濡养，以上腹胃脘部近心窝处疼痛为主要临床表现的病症。本病常反复发作，伴胃脘部痞满、胀闷、嗳气、腹胀等。

（二）辨证论治

症候分型	症状特点	刮痧手法
寒邪客胃证	胃痛暴作，恶寒喜暖，得温痛减，遇寒加重，口淡不渴，或喜热饮。舌淡，苔薄白，脉弦紧	补法（刮拭按压力小，速度慢）
宿食积滞证	胃脘疼痛，胀满拒按，嗳腐吞酸，或呕吐不消化食物，其味腐臭，吐后痛减不思饮食，大便不爽，得矢气及便后稍舒。舌红，苔厚腻，脉滑	平补平泻法（刮拭按压力大，速度慢）
肝胃郁热证	胃脘灼痛，烦躁易怒，烦热不安，胁胀不舒，泛酸嘈杂，口干口苦。舌质红，苔黄，脉弦或数	泻法（刮拭按压力大，速度快）
肝气犯胃证	胃脘胀痛，痛连两胁，遇烦恼则痛作或痛甚，嗳气、矢气则痛舒，胸闷嗳气，喜长叹息，大便不畅。舌红，苔多薄白，脉弦	泻法（刮拭按压力大，速度快）
湿热中阻证	胃脘疼痛，痛势急迫，脘闷灼热，口干口苦，口渴而不欲饮，纳呆恶心，小便色黄，大便不畅。舌红，苔黄腻，脉滑数	平补平泻法（刮拭按压力大，速度慢）
瘀血停滞证	胃脘刺痛，痛有定处，按之痛甚，食后加剧，入夜尤甚，或见吐血、黑便。舌紫暗或有瘀斑，苔白，脉涩	平补平泻法（刮拭按压力大，速度慢）
胃阴不足	胃脘隐隐灼痛，似饥而不欲食，口燥咽干，五心烦热，消瘦乏力，口渴思饮，大便干结。舌质红少津，苔白，脉细数	补法（刮拭按压力小，速度慢）
脾胃虚寒证	胃痛隐隐，绵绵不休，喜温喜按，空腹痛甚，得食则缓，劳累或受凉后发作或加重，泛吐清水，神疲纳呆，四肢倦怠，手足不温，大便溏薄。舌质淡，苔白，脉虚弱或迟缓	补法（刮拭按压力小，速度慢）

（三）操作要领

1. 刮拭经络

治疗时常采用单边刮法，在关节缝隙处采用点拨法，结节或痛处可适当加强揉刮；刮拭肌肉丰厚处可用平推法；杯身发热后使用滚刮法收缩皮肤毛孔。

（1）刮拭足太阳膀胱经：从上到下采用单边刮法分段刮拭膈俞至肝俞，肝俞至胆俞，顺刮至胃俞，亦可采用平推法或滚刮法；重点揉刮胃俞。刮拭的重点穴位详见图5-33。

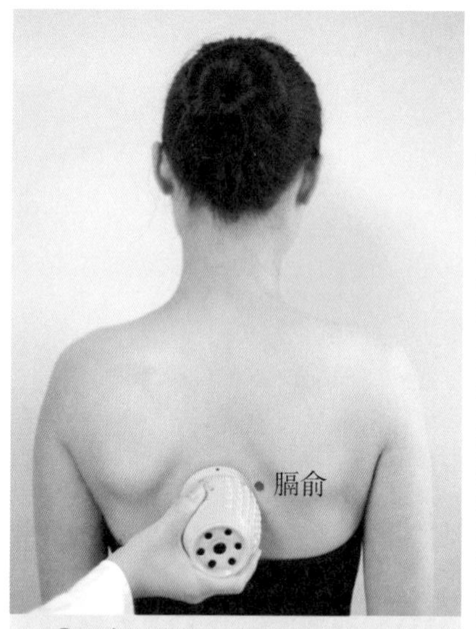

①膈俞在背部，第7胸椎棘突下，旁开1.5寸。

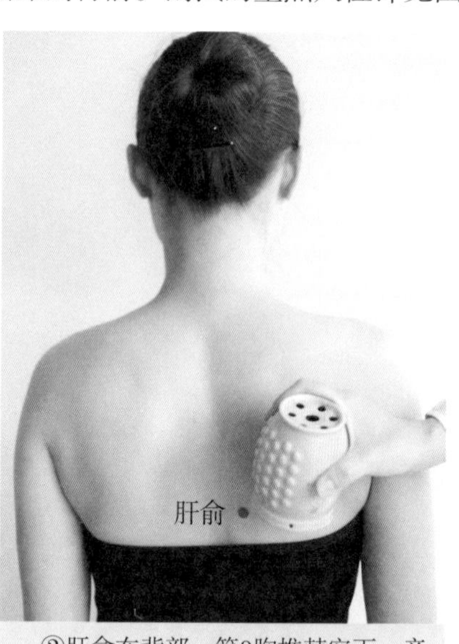

②肝俞在背部，第9胸椎棘突下，旁开1.5寸。

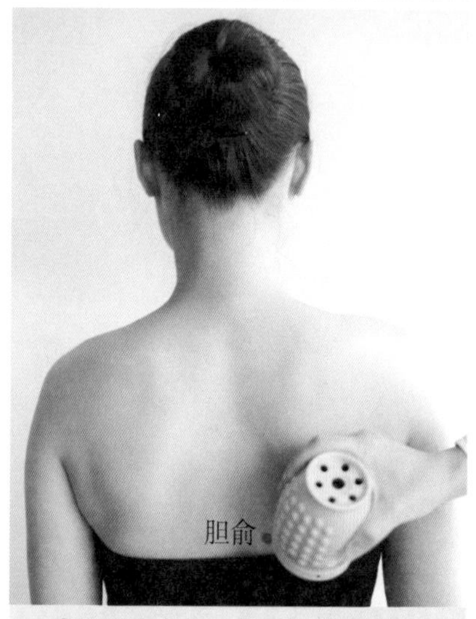

③胆俞在背部，第10胸椎棘突下，旁开1.5寸。

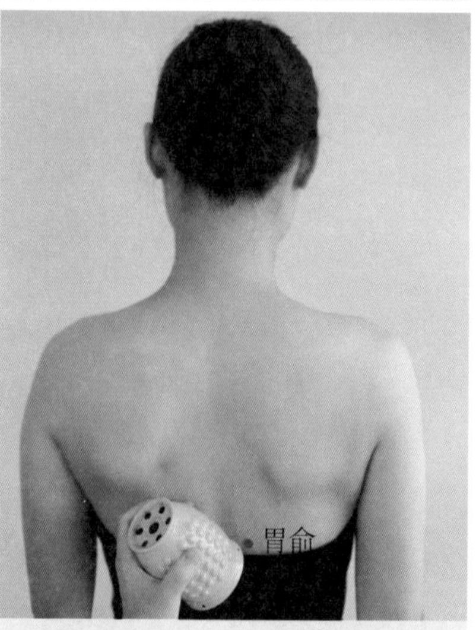

④胃俞在背部，第12胸椎棘突下，旁开1.5寸。

图5-33　刮拭足太阳膀胱经治疗胃痛的重点穴位

（2）刮拭任脉：从上到下采用单边刮法刮拭上脘至中脘，顺刮至下脘，重点揉刮中脘。刮拭的重点穴位详见图5–34。

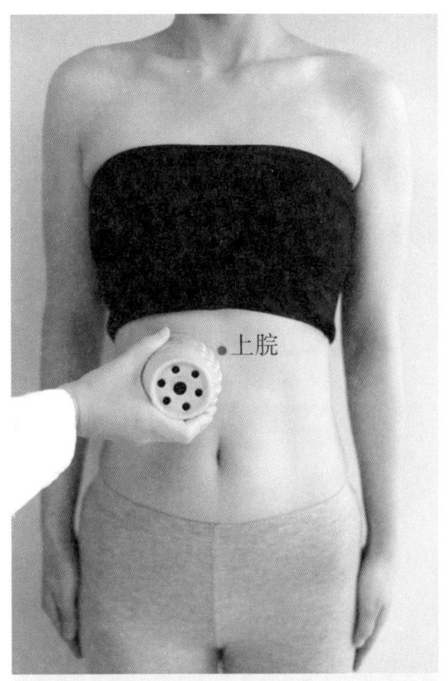

①上脘位于上腹部，脐中上5寸，前正中线上。

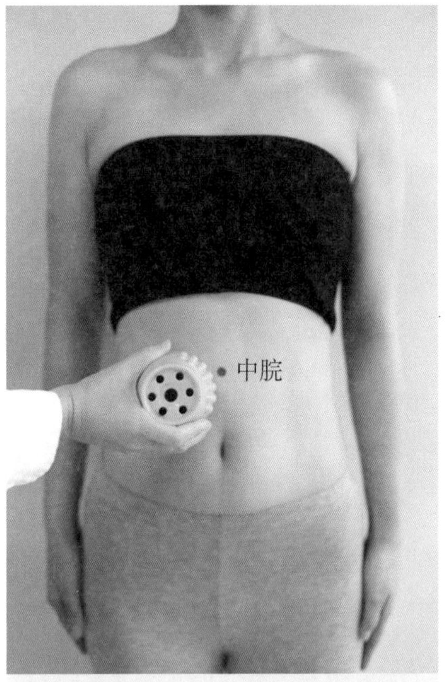

②中脘位于上腹部，脐中上4寸，前正中线上。

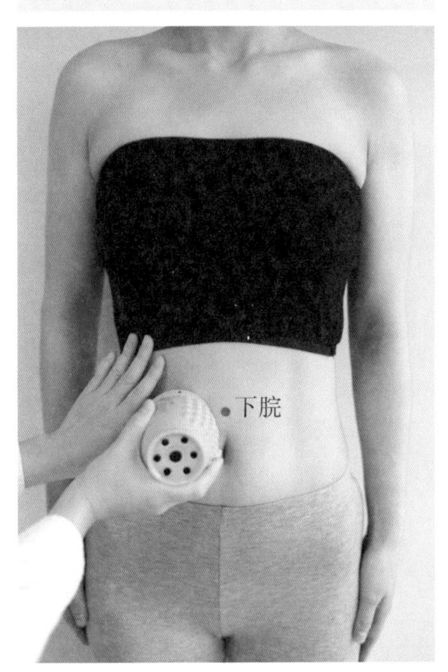

③下脘位于上腹部，脐中上2寸，前正中线上。

图5–34　刮拭任脉治疗胃痛的重要穴位

2. 重点刮拭部位

上脘、中脘、下脘、胃俞具有和中降逆、理气止痛的作用，是治疗胃痛的特效穴，采用揉刮法或点拨法，每穴位重点刮拭2~3分钟。

（四）注意事项

（1）刮拭任脉时不强求出痧，以揉刮法为主，刮至局部皮肤发红、发热即可，刮拭力度以患者感到舒适为宜。

（2）刮痧部位注意保暖，刮痧后4小时内不宜洗澡，避免吹风。防止胃脘部受凉。

（3）养成良好的饮食习惯，注意饮食卫生，进食规律，勿过饱过饥，少吃油腻生冷之物，忌食辛辣、煎炸、香辣、硬固等刺激性食品。以细、软、少量多餐为原则。戒烟酒、浓茶。

十四、腹泻

（一）概述

腹泻又称泄泻，是因湿邪内盛，脾胃运化失常所致，以排便次数增多、粪便稀溏，甚至泻出如水样为主要表现的病症。泄者，泄露之意，大便稀溏，时作时止，病势较缓；泻者，倾泻之意，大便如水倾注而直下，病势较急。为常见的脾胃肠病症，一年四季均可发生，以夏秋两季为多见。

（二）辨证论治

症候分型	症状特点	刮痧手法
寒湿内盛证	泄泻清稀，甚则如水样，脘闷食少，腹痛肠鸣，或兼恶寒，发热，头痛，肢体酸痛。舌淡，舌体胖有裂纹，苔白或白腻，脉濡缓	平补平泻法（刮拭按压力大，速度慢）
湿热中阻证	泄泻腹痛，泻下急迫，或泻而不爽，粪色黄褐臭秽，肛门灼热，烦热口渴，小便短黄。舌红，苔黄腻，脉滑数或濡数	泻法（刮拭按压力大，速度快）
食滞肠胃证	腹痛肠鸣，泻下粪便臭如败卵，泻后痛减，脘腹胀满，嗳腐酸臭，不思饮食。舌淡红，苔垢浊或厚腻，脉滑	平补平泻法（按压力大，速度慢）
肝气乘脾证	平时心情抑郁，或急躁易怒，每因抑郁恼怒，或情绪紧张而发泄泻，伴有胸胁胀闷，嗳气食少，腹痛攻窜，肠鸣矢气。舌淡红，苔黄，脉弦	平补平泻法（刮拭按压力大，速度慢）
脾胃虚弱证	大便时溏时泻，迁延反复，稍进油腻食物，则大便溏稀，次数增加，或完谷不化、伴食少纳呆，脘闷不舒，面色萎黄，倦怠乏力。舌淡，苔白，脉细弱	补法（刮拭按压力小，速度慢）
肾阳虚衰证	黎明前腹部作痛，肠鸣即泻，泻后痛减，完谷不化，腹部喜暖喜按，形寒肢冷，腰膝酸软。舌淡，苔白，脉沉细	补法（刮拭按压力小，速度慢）

（三）操作要领

1. 刮拭经络

治疗时常采用单边刮法，在关节缝隙处采用点拨法，结节或痛处可适当加强揉刮；刮拭肌肉丰厚处可用平推法；杯身发热后使用滚刮法收缩皮肤毛孔，患者舒适度更佳。

（1）刮拭任脉：从上到下采用单边刮法刮拭中脘刮至建里，建里刮至神阙，顺刮至气海，重点揉刮中脘、神阙。刮拭的重点穴位详见图5-35。

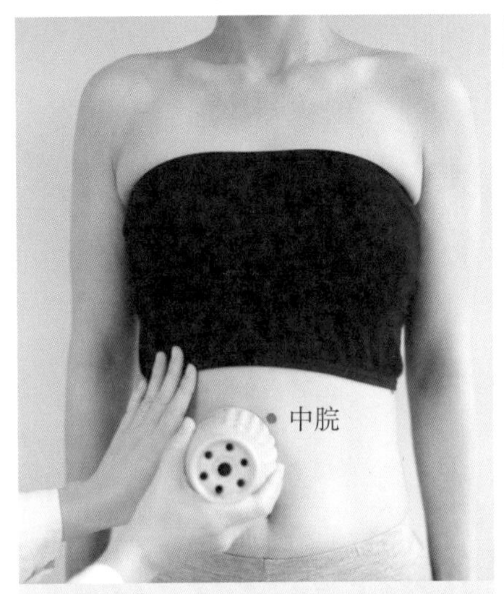

①中脘位于上腹部，脐中上4寸，前正中线上。

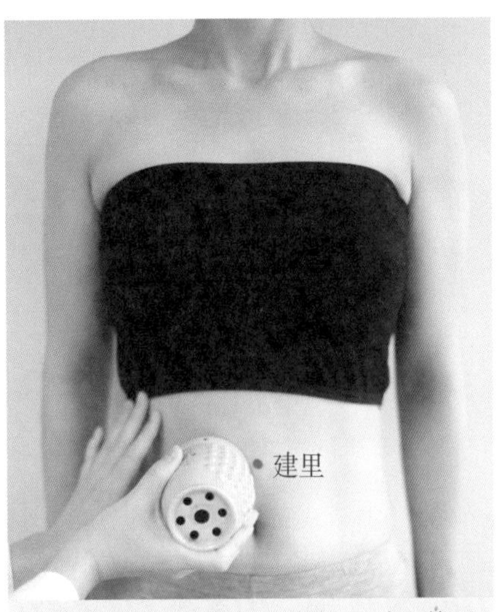

②建里位于上腹部，脐中上3寸，前正中线上。

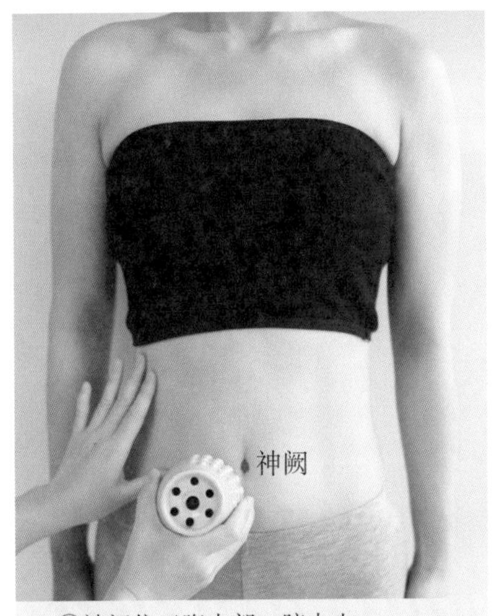

③神阙位于腹中部，脐中央。

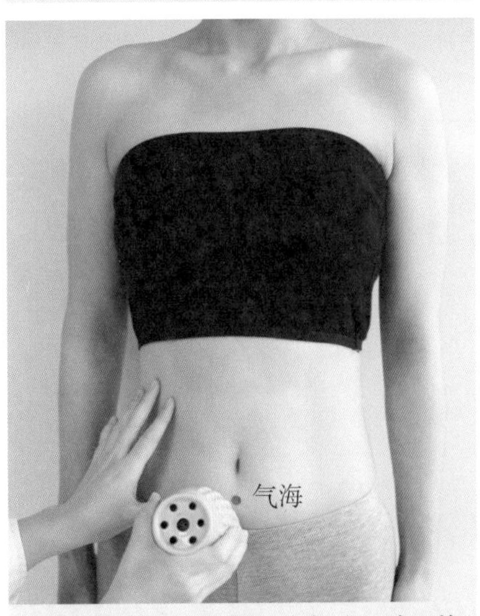

④气海位于下腹部，脐中下1.5寸，前正中线上。

图5-35 刮拭任脉治疗腹泻的重要穴位

（2）刮拭足阳明胃经：从上到下采用单边刮法刮拭天枢至水道，重点揉刮天枢。并采用单边刮法刮拭足三里至上巨虚，重点揉刮足三里。刮拭的重点穴位详见图5-36。

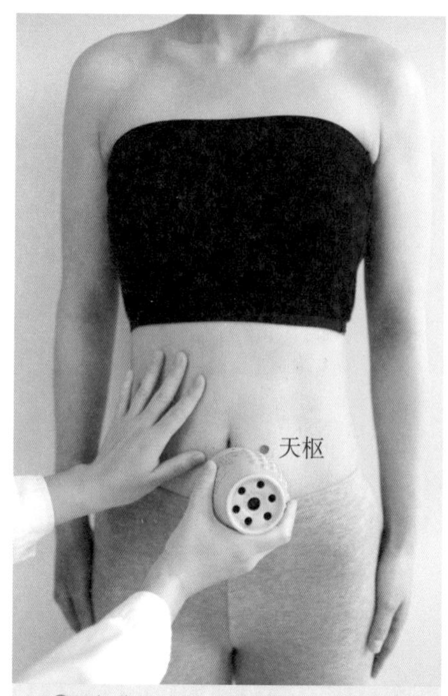

①天枢位于腹部，横平脐中，前正中线旁开2寸。

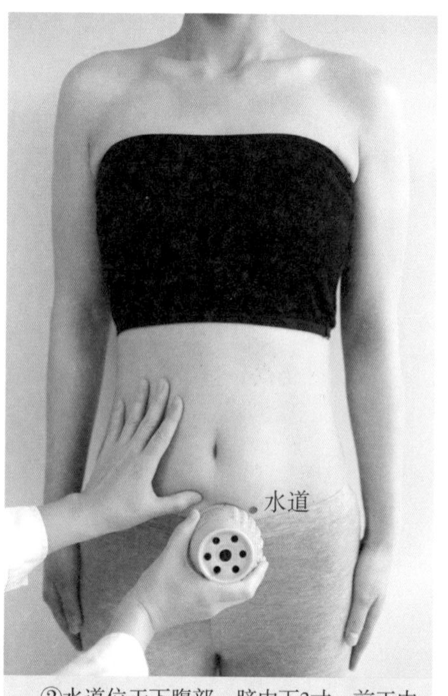

②水道位于下腹部，脐中下3寸，前正中线旁开2寸。

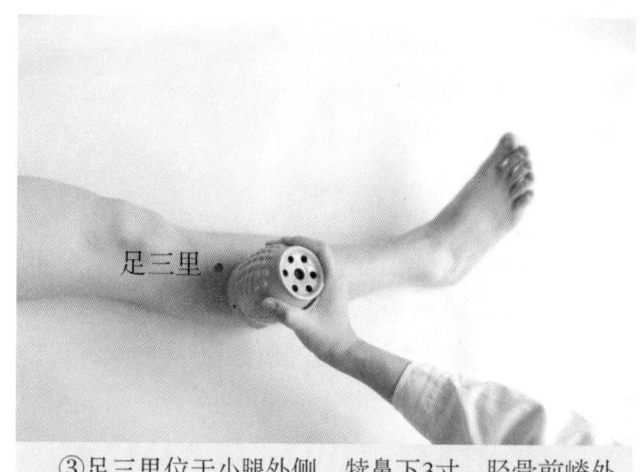

③足三里位于小腿外侧，犊鼻下3寸，胫骨前嵴外1横指处。

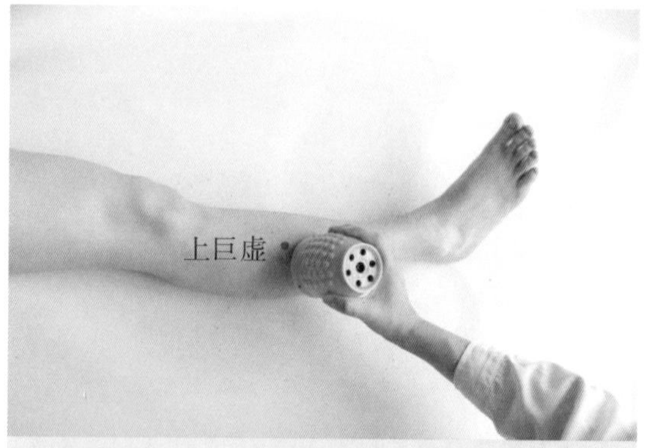

④上巨虚位于小腿外侧，犊鼻下6寸，距胫骨前缘1横指，犊鼻与解溪连线上。

图5-36 刮拭足阳明胃经治疗腹泻的重点穴位

2. 重点刮拭部位

神阙、足三里、中脘、天枢具有利水固脱、燥化脾湿的作用，是治疗腹泻的特效穴，采用揉刮法或点拨法，每穴位重点刮拭2~3分钟。

（四）注意事项

（1）刮拭任脉时不强求出痧，以揉刮法为主，刮至局部皮肤发红、发热即可，刮拭力度以患者感到舒适为宜。

（2）刮痧部位注意保暖，刮痧后4小时内不宜洗澡，避免吹风。慎防风、寒、湿等邪气的侵袭。

（3）注意饮食有节、卫生，勤洗手，不暴饮暴食，不吃腐败变质食物，不食生冷瓜果及不洁食物，不饮生水。

（4）若为传染性腹泻，则应严格执行消化道隔离制度，以免引起交叉感染。

（5）观察患者有无脱水现象及心律失常、肌肉无力等低钾血症现象，如有低钾血症症状，须等症状纠正后再行温通刮痧疗法。

（6）慢性腹泻患者应适当运动，加强锻炼，可选择太极拳、八段锦、五禽戏等健身运动，以促进血脉流畅，增强体质。

第六章 五官科疾病

一、耳鸣

（一）概述

耳鸣是指因脏腑功能失调所致的以自觉耳内鸣响而周围环境中并无相应声源为主要特征的病症。其可发生于单侧，也可发生于双侧。凡耳内鸣响，或如闻蝉声，或如潮声，其声或细或暴，静时尤甚，妨碍听觉者，称为“耳鸣”。

（二）辨证论治

症候分型	症状特点	刮痧手法
风热侵袭证	突起耳鸣，如吹风样，昼夜不停，或伴有耳胀闷感，伴鼻塞流涕，咳嗽头痛，发热恶寒。舌红，苔薄黄，脉浮数	泻法（刮拭按压力大，速度快）
肝火上扰证	突起耳鸣，如闻潮声或风雷声，多在情志抑郁或恼怒之后耳鸣加重，伴口苦咽干，面红目赤，小便黄，便秘，夜寐不宁，胸胁胀痛，头痛或眩晕。舌红，苔黄厚，脉弦数	泻法（刮拭按压力大，速度快）
气滞血瘀证	耳鸣病程可长可短，全身可无其他明显症状，或有爆震史。舌暗红或有淤点，脉细涩	泻法（刮拭按压力大，速度快）
痰火郁结证	耳鸣，耳中闷胀，伴头重头昏，或见头晕目眩，胸脘满闷，咳嗽痰多，口苦或淡而无味，二便不畅。舌红，苔黄腻，脉滑数	泻法（刮拭按压力大，速度快）
肾精亏损证	耳鸣如蝉，昼夜不息，安静时尤甚，操劳则加剧，或见头昏眼花，腰膝酸软，虚烦失眠，发脱齿摇，夜尿频多，遗精，带下。舌红，苔少，脉细弱	补法（刮拭按压力小，速度慢）
气血亏虚证	耳鸣，疲劳加重，或见倦怠乏力，声低气怯，面色无华，食欲不振，大便溏薄，心悸失眠。舌淡红，苔薄白，脉细弱	补法（刮拭按压力小，速度慢）

（三）操作要领

1. 刮拭经络

治疗时常采用单边刮法，在关节缝隙处采用点拨法，结节或痛处可适当加强揉刮；刮拭肌肉丰厚处可用平推法；杯身发热后使用滚刮法收缩皮肤毛孔。

（1）刮拭手少阳三焦经：采用单边刮法刮拭耳门至角孙，角孙至翳风。刮拭的重点穴位详见图6-1。

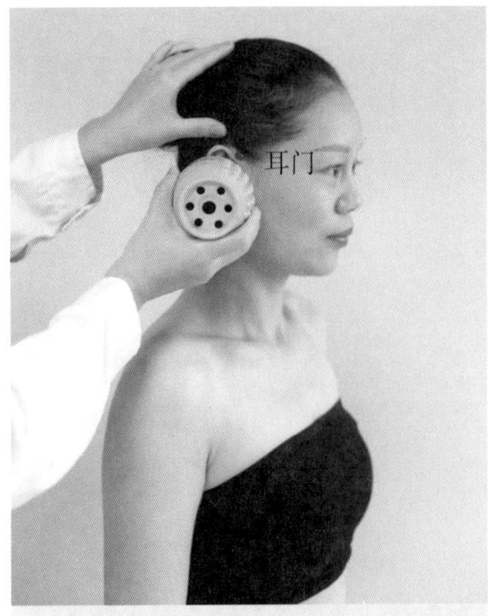

①耳门在耳区，耳屏上切迹与下颌骨髁突之间的凹陷中。

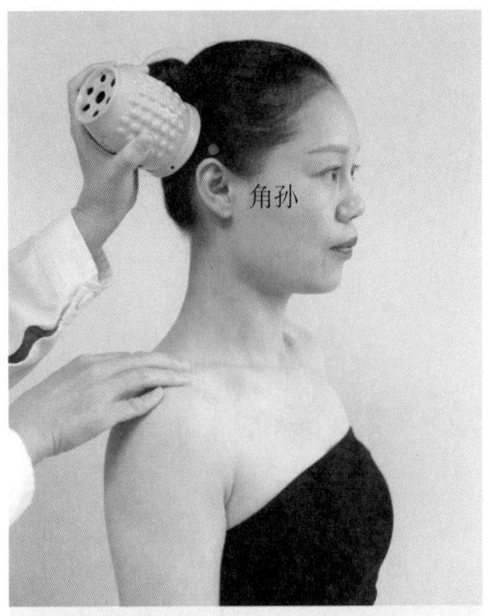

②角孙位于头部，折耳郭向前，耳尖正对发际处。

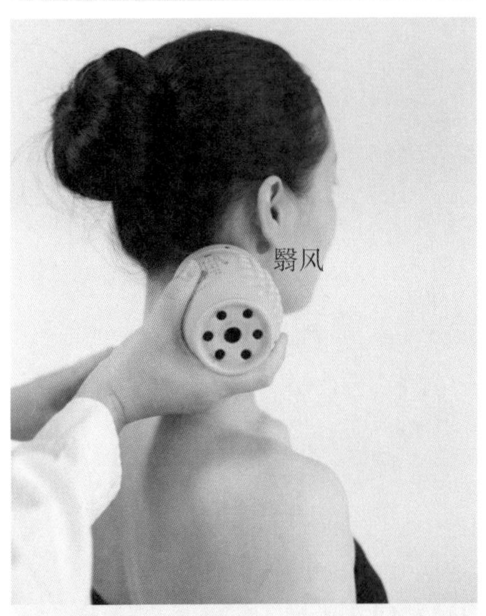

③翳风位于耳垂后方，乳突与下颌角之间的凹陷中。

图6-1 刮拭手少阳三焦经治疗耳鸣的重点穴位

（2）刮拭足太阳膀胱经：从上到下采用单边刮法刮拭肝俞至肾俞，顺刮至气海俞，继续采用平推法刮拭肝俞至气海俞。刮拭的重点穴位详见图6-2。

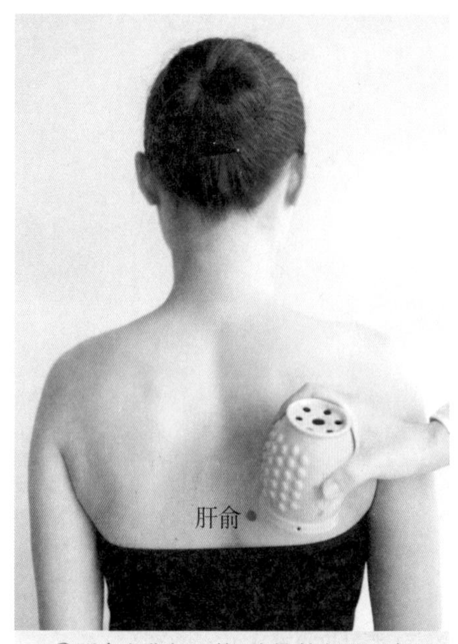

①肝俞在背部，第9胸椎棘突下，旁开1.5寸。

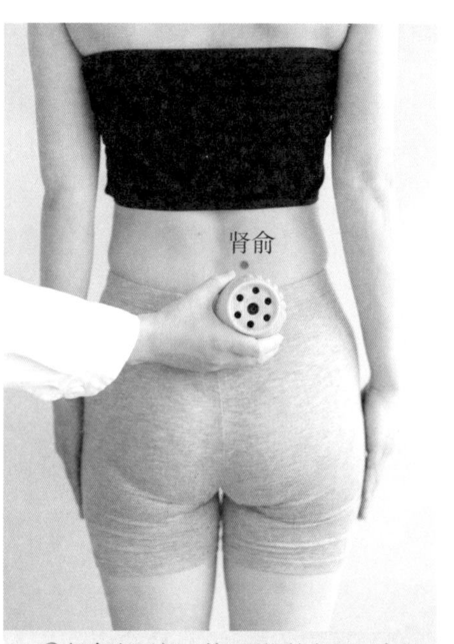

②肾俞在腰部，第2腰椎棘突下，旁开1.5寸。

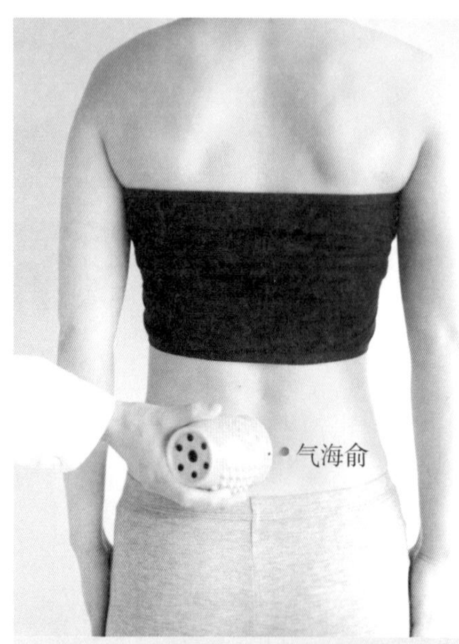

③气海俞在腰部，第3腰椎棘突下，旁开1.5寸。

图6-2　刮拭足太阳膀胱经治疗耳鸣的重点穴位

（3）刮拭任脉：从上到下采用单边刮法刮拭气海至关元，重点揉刮气海和关元。刮拭的重点穴位详见图6–3。

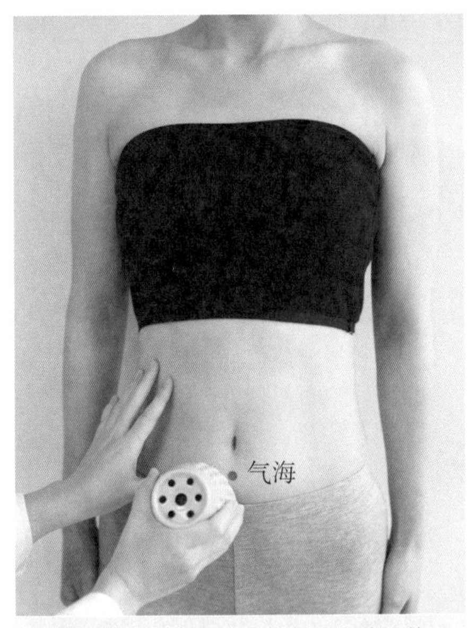

①气海位于下腹部，脐中下1.5寸，前正中线上。

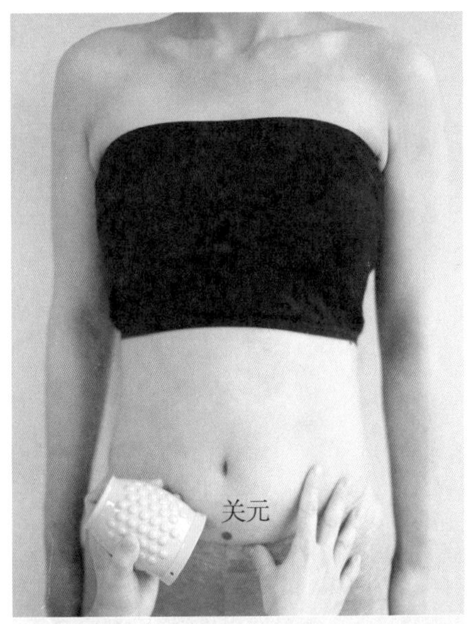

②关元位于下腹部，当脐中下3寸，前正中线上。

图6–3　刮拭任脉治疗耳鸣的重点穴位

2. 重点刮拭部位

听宫、耳门、翳风、听会具有开窍聪耳、益气补阳的作用，是治疗耳鸣的特效穴，采用揉刮法或点拨法，每穴位重点刮拭2~3分钟。

（四）注意事项

（1）刮拭时不强求出痧，以揉刮法为主，刮至局部皮肤发红、发热即可。

（2）避风保暖，治疗后4小时内不要洗澡，有皮肤感染及水肿者禁刮。

（3）适度的体育锻炼。适当运动如打太极拳、散步、慢跑、游泳等，可促进全身血液循环，增加人体的新陈代谢，加强内耳器官的血供。

（4）尽量避免接触噪声。如交通、娱乐、居住环境中的噪声。

二、过敏性鼻炎

（一）概述

过敏性鼻炎又称变态反应性鼻炎，属于中医学“鼻鼽”范畴，是以突然和反复发作鼻痒、喷嚏、流清涕为主要症状的一种疾病。本病的发生，是在肺、脾、肾三脏虚损基础之上，感受风寒异气，鼻窍受邪所致。

（二）辨证论治

症候分型	症状特点	刮痧手法
肺虚感寒证	常因感受风冷异气发病，恶风寒，面白，气短，咳嗽，咳痰色白。舌淡红，苔薄白，脉浮	补法（刮拭按压力小，速度慢）
脾气虚弱证	鼻痒而喷嚏连作，清涕量多，四肢乏力，大便溏薄，鼻黏膜色淡红。舌淡，苔白，脉细弱	补法（刮拭按压力小，速度慢）
肾阳亏虚证	鼻痒，鼻塞，喷嚏较多，遇风冷则易发作。畏寒肢冷，小便清长，大便溏薄。鼻黏膜淡白，鼻甲水肿。舌淡，苔白，脉沉细	补法（刮拭按压力小，速度慢）

（三）操作要领

1. 刮拭经络

治疗时常采用单边刮法，在关节缝隙处采用点拨法，结节或痛处可适当加强揉刮；刮拭肌肉丰厚处可用平推法；杯身发热后使用滚刮法收缩皮肤毛孔。

（1）刮拭督脉：从上到下采用单边刮法刮拭风府至大椎，重点揉刮风府、大椎。刮拭的重点穴位详见图6-4。

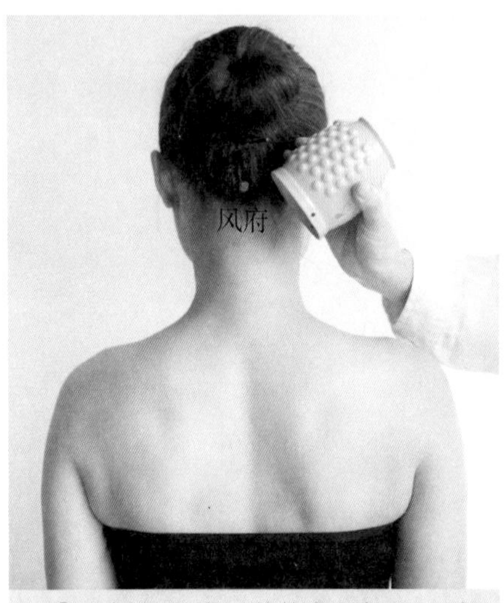

①风府位于项部，枕外隆凸直下，两侧斜方肌之间的凹陷中，后发际正中直上1寸。

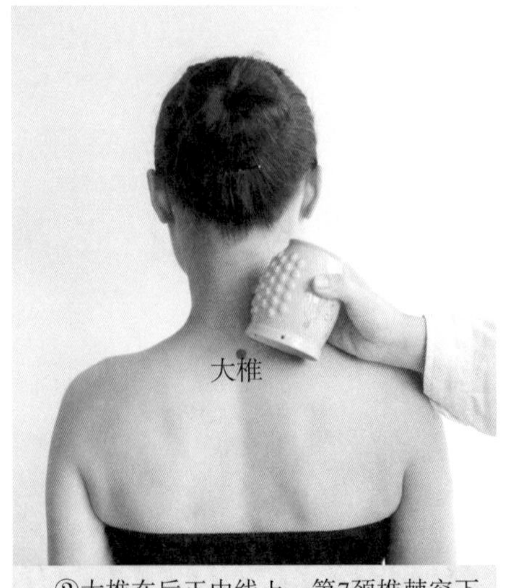

②大椎在后正中线上，第7颈椎棘突下凹陷中。

图6-4　刮拭督脉治疗过敏性鼻炎的重点穴位

（2）刮拭足阳明胃经：从上到下用揉刮法刮拭承泣至巨髎。刮拭的重点穴位详见图6–5。

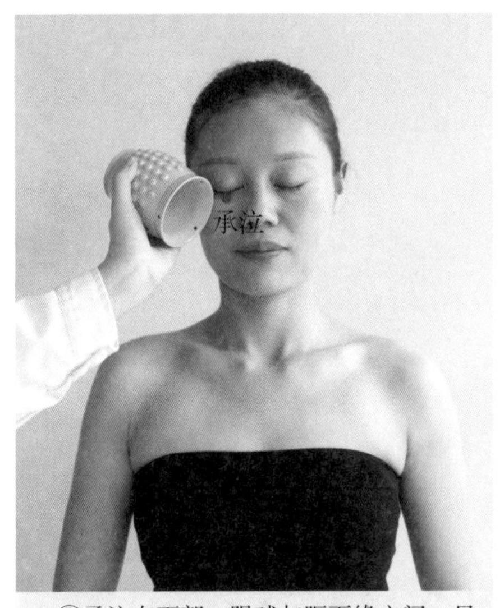

①承泣在面部，眼球与眶下缘之间，目正视，瞳孔直下。

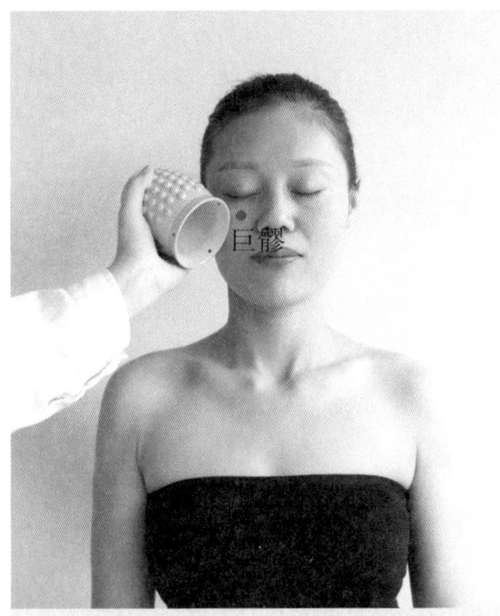

②巨髎穴在面部，横平鼻翼下缘，目正视，瞳孔直下。

图6–5 刮拭足阳明胃经治疗过敏性鼻炎的重点穴位

（3）刮拭足太阳膀胱经：从上到下采用单边刮法刮拭肺俞至肝俞，再顺刮至脾俞。刮拭的重点穴位详见图6–6。

2. 重点刮拭部位

风池、肺俞、大椎、印堂、迎香、上迎香具有疏散风热，通利鼻窍的作用，是治疗过敏性鼻炎的特效穴，采用揉刮法或点拨法，每穴位重点刮拭2~3分钟。

（四）注意事项

（1）治疗时要求患者闭目，刮痧力度轻柔，不强求出痧，刮至局部皮肤发红、发热即可，以防艾烟过多呛到患者。

（2）刮拭面部皮肤应避开皮肤红肿及破损处。

（3）在秋冬季或感冒流行期间，外出戴口罩，避免公众集会，尽量少去公共场所。

（4）保持室内空气的湿度，可使用空气加湿器，不要让鼻子太干燥。

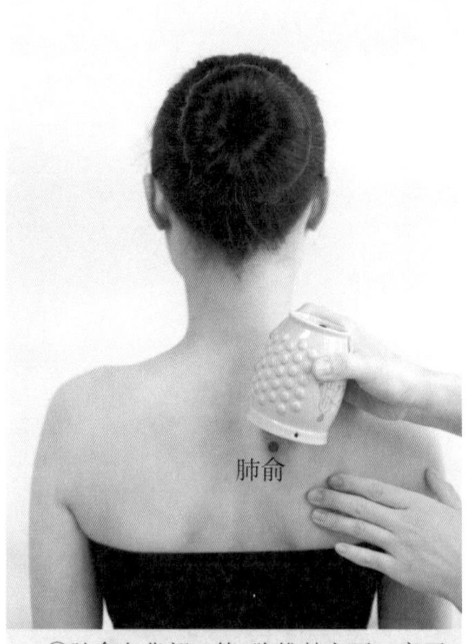

①肺俞在背部，第3胸椎棘突下，旁开1.5寸。

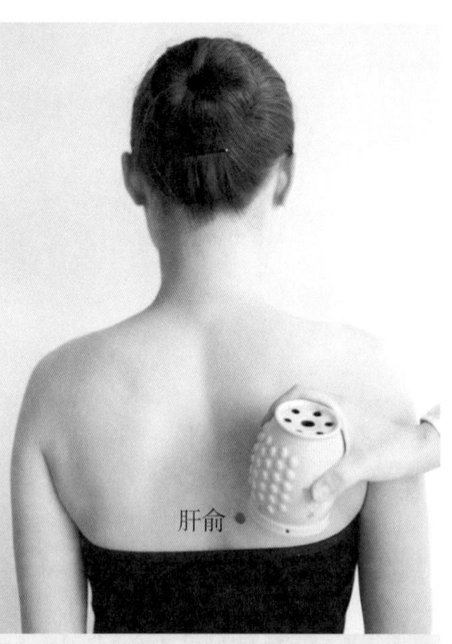

②肝俞在背部，第9胸椎棘突下，旁开1.5寸。

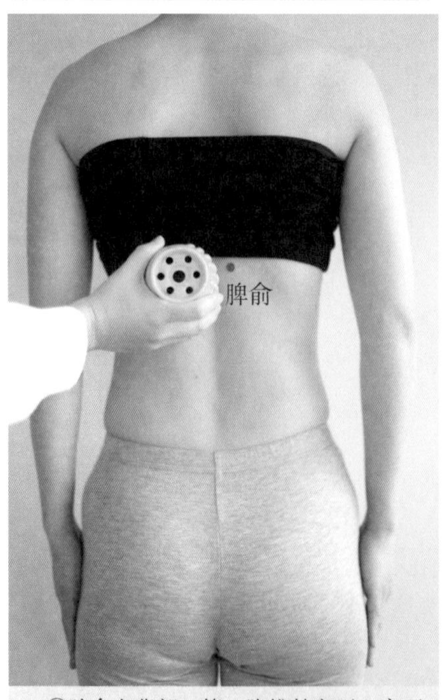

③脾俞在背部，第11胸椎棘突下，旁开1.5寸。

图6-6　刮拭足太阳膀胱经治疗过敏性鼻炎的重点穴位

三、近视

（一）概述

远视力下降，视力疲劳称为近视。近视眼属中医学“能近怯远”范畴，多归之于精血亏虚，心脾阳气不足，脏腑功能失调，以致目系失养，过用目力，目系劳损，神光不得发越于远处及神光衰微，光华不能远及。

（二）辨证论治

症候分型	症状特点	刮痧手法
心阳不足证	视近清楚，视远模糊；全身无明显不适，或兼见面白畏寒，心悸，神倦，视物易疲劳。舌淡，苔薄白，脉弱	补法（刮拭按压力小，速度慢）
气血不足证	视近清楚，视远模糊，不耐久视；眼底可呈豹纹状改变；或兼见面色不华，神疲乏力。舌淡，苔薄白，脉细弱	补法（刮拭按压力小，速度慢）
肝肾两虚证	视近清楚，视远模糊，不耐久视，眼前黑花飘动；可见玻璃体液化混浊，眼底可呈豹纹状改变；或有头晕耳鸣，腰膝酸软，寐差多梦。舌淡，苔薄白，脉细弱或弦细	补法（刮拭按压力小，速度慢）

（三）操作要领

1. 刮拭经络

治疗时常采用单边刮法，在关节缝隙处采用点拨法，结节或痛处可适当加强揉刮；刮拭肌肉丰厚处可用平推法；杯身发热后使用滚刮法收缩皮肤毛孔。

（1）刮拭经外奇穴：采用单边刮法刮拭印堂至鱼腰，再顺刮至太阳，重点揉刮攒竹、太阳，继续刮拭眼周瞳子髎、承泣。刮拭的重点穴位详见图6–7。

（2）刮拭足太阳膀胱经：从上到下采用单边刮法刮拭肝俞至肾俞。刮拭的重点穴位详见图6–8。

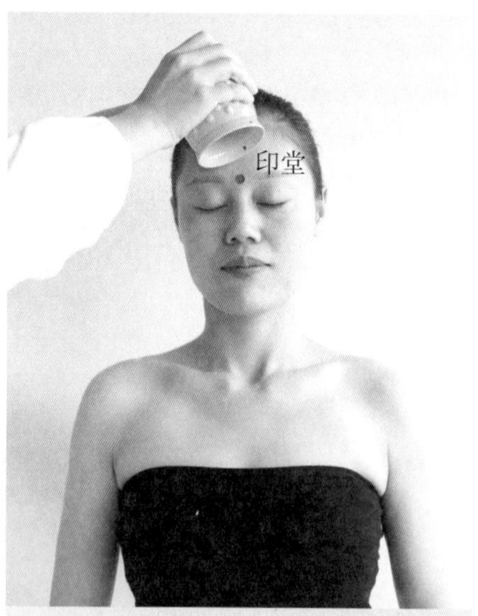

①印堂在额部，两眉毛内侧端中间的凹陷中。

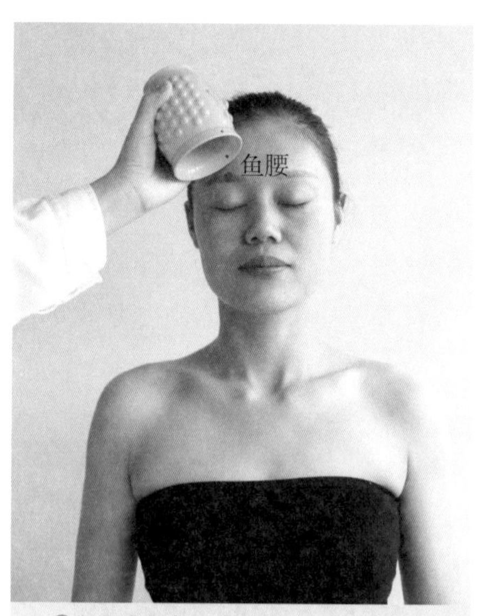

②鱼腰在额部，瞳孔直上，眉毛中。

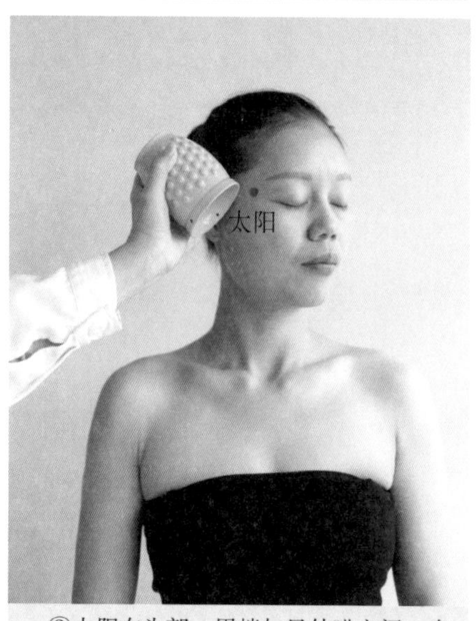

③太阳在头部，眉梢与目外眦之间，向后约1横指的凹陷中。

图6-7　刮拭经外奇穴治疗近视的重点穴位

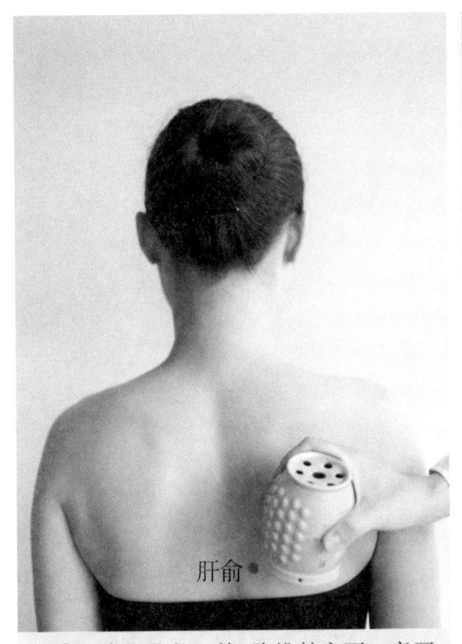

①肝俞在背部，第9胸椎棘突下，旁开1.5寸。

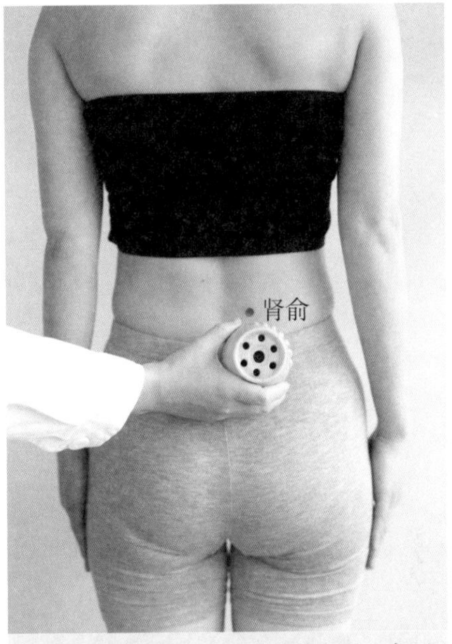

②肾俞在腰部，第2腰椎棘突下，旁开1.5寸。

图6-8 刮拭足太阳膀胱经治疗近视的重点穴位

2. 重点刮拭部位

攒竹、承泣、瞳子髎、太阳、睛明、丝竹空具有散风清热，明目止痛的作用，是治疗近视的特效穴，采用揉刮法或点拨法，每穴位重点刮拭2~3分钟。

（四）注意事项

（1）治疗时要求患者闭目，刮痧力度轻柔，不强求出痧，刮至局部皮肤发红、发热即可，以防艾烟过多呛到患者。

（2）刮拭面部皮肤应避开皮肤红肿及破损处。

（3）饮食上宜多吃富含维生素A的水果、蔬菜及鱼类。

（4）多转动眼球，缓解疲劳。

四、眼周色素沉着

（一）概述

眼周色素沉着，俗称黑眼圈，是眼眶周围的皮肤色素沉着，与周围皮肤形成色差的区域。中医称胞睑周围皮肤呈暗黑色的眼症为“睑黡”，又称“目胞黑”。多因长期用眼疲劳、熬夜耗损气机或肾气不足导致。

（二）辨证论治

症候分型	症状特点	刮痧手法
瘀血内蓄证	眼周呈青黑色，或有烦躁，胁胀，肌肤甲错，面黄消瘦。舌有瘀点或瘀斑，苔黄腻，脉涩或弦细	泻法（刮拭按压力大，速度快）
饮阻络型证	眼胞周围皮肤暗黑，兼见胸痞多痰，或骨节酸痛，不欲食。舌淡，苔腻，脉滑	平补平泻法（刮拭用按压力大、速度慢）
肝肾阳虚证	眼胞周围黑青，头晕目眩，记忆力减退，失眠多梦，咽干口燥，腰膝酸软。舌红，苔少，脉细数	补法（刮拭按压力小，速度慢）

（三）操作要领

1. 刮拭经络

治疗时常采用单边刮法，在关节缝隙处采用点拨法，结节或痛处可适当加强揉刮；刮拭肌肉丰厚处可用平推法；杯身发热后使用滚刮法收缩皮肤毛孔。

（1）刮拭经外奇穴：采用单边刮法刮拭印堂至鱼腰，再顺刮至太阳，重点揉刮攒竹、太阳，继续刮拭眼周瞳子髎、承泣。刮拭的重点穴位详见图6–9。

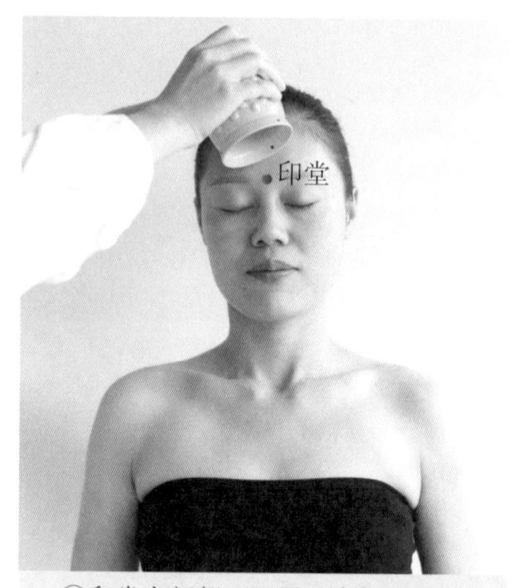

①印堂在额部，两眉毛内侧端中间的凹陷中。

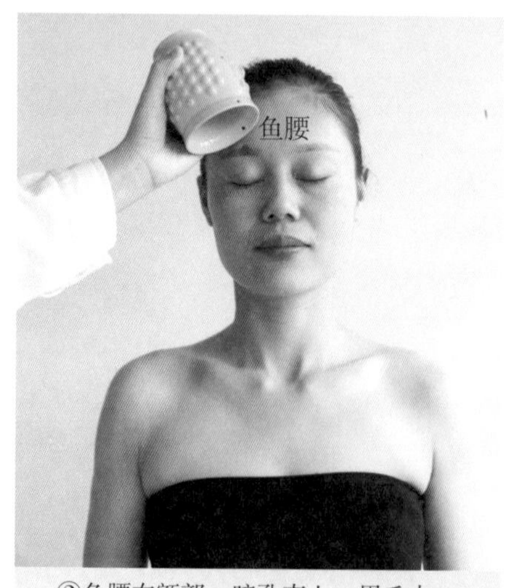

②鱼腰在额部，瞳孔直上，眉毛中。

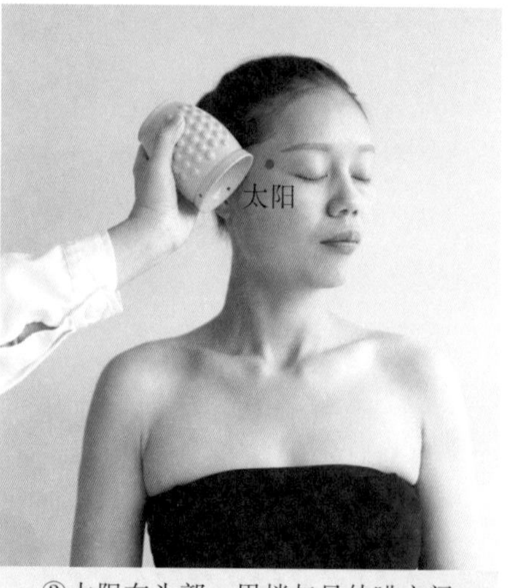

③太阳在头部，眉梢与目外眦之间，向后约1横指的凹陷中。

图6–9　刮拭经外奇穴改善黑眼圈的重点穴位

（2）刮拭足太阳膀胱经：从上到下采用单边刮法刮拭肝俞至肾俞，重点揉刮肝俞、肾俞。刮拭的重点穴位详见图6-10。

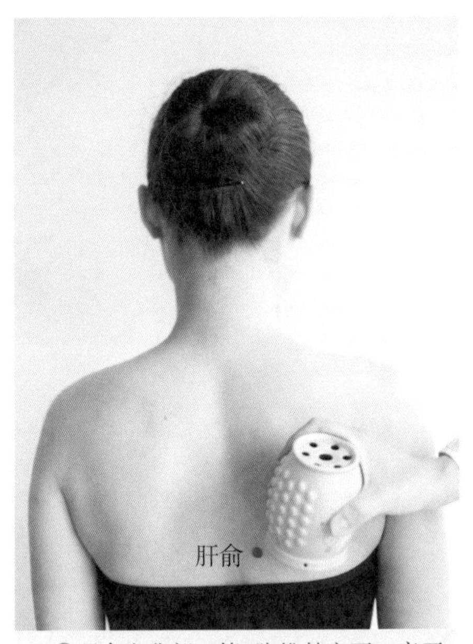

①肝俞在背部，第9胸椎棘突下，旁开1.5寸。

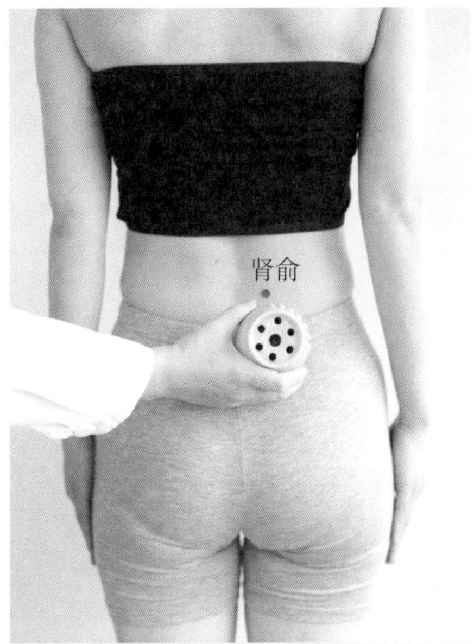

②肾俞在腰部，第2腰椎棘突下，旁开1.5寸。

图6-10　刮拭足太阳膀胱经改善黑眼圈的重点穴位

2. 重点刮拭部位

攒竹、鱼腰、承泣、四白、肝俞、肾俞具有补益肝肾，清热明目的作用，是治疗黑眼圈的特效穴，采用揉刮法或点拨法，每穴位重点刮拭2~3分钟。

（四）注意事项

（1）治疗时要求患者闭目，刮痧力度轻柔，不强求出痧，刮至局部皮肤发红、发热即可，同时防止艾烟过多呛到患者。

（2）刮拭面部皮肤应避开皮肤红肿及破损处。

（3）注意眼部的皮肤保养，适当选择眼霜，涂抹时做眼部按摩。

（4）生活规律，戒烟酒，保证充足的睡眠。

五、黄褐斑

（一）概述

黄褐斑属中医学“肝斑”“黧黑斑”“面尘”范畴，是一种发生于面部的获得性色素沉着性皮肤病，表现为淡褐色到深褐色的斑片，大小不一，边缘清楚或呈弥漫性，有时呈蝴蝶状，对称分布于面部，以颧部、颊部及鼻、前额、上唇为主，男女均可罹患，以中青年女性多见。

（二）辨证论治

症候分型	症状特点	刮痧手法
肝郁气滞证	面部黄褐色兼有情志抑郁，胸胁胀满，月经不调，纳差腹胀。舌胖，质淡，苔白，脉沉弦	平补平泻法（刮拭用按压力大、速度慢）
气滞血瘀证	面部皮肤呈深褐色斑片日久边缘清楚，经前两乳房胀痛，结块明显，月经不调、痛经。舌紫暗，或有瘀血点，苔薄白，脉弦或细涩	泻法（刮拭按压力大，速度快）
冲任不调证	两面颊部对称分布黑褐色斑片，月经前颜色加深，经后减轻，伴有头晕耳鸣腰膝酸软，失眠多梦，月经不调。舌红，苔少，脉细	补法（刮拭按压力小，速度慢）

（三）操作要领

1. 刮拭经络

治疗时常采用单边刮法，在关节缝隙处采用点拨法，结节或痛处可适当加强揉刮；刮拭肌肉丰厚处可用平推法；杯身发热后使用滚刮法收缩皮肤毛孔。

（1）刮拭足太阳膀胱经：从上到下采用单边刮法刮拭肝俞至脾俞，顺刮至肾俞。刮拭的重点穴位详见图6-11。

（2）刮拭足太阴脾经：从上到下采用单边刮法刮拭血海至阴陵泉，揉刮血海，再用平推法刮拭地机至三阴交，重点点拨三阴交。刮拭的重点穴位详见图6-12。

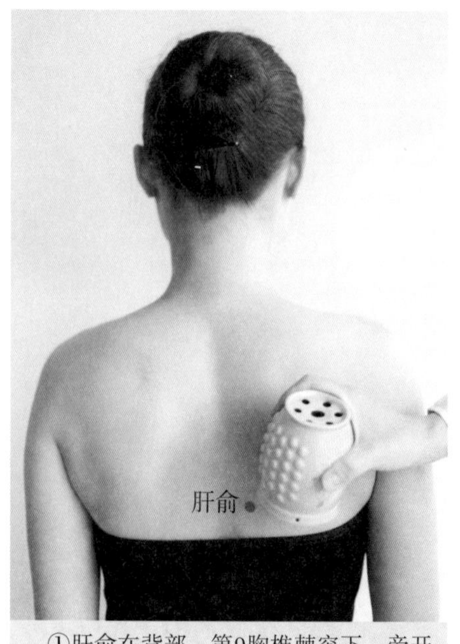

①肝俞在背部，第9胸椎棘突下，旁开1.5寸。

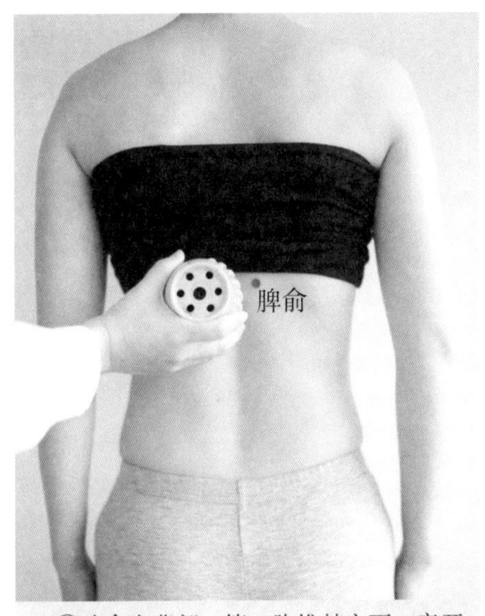

②脾俞在背部，第11胸椎棘突下，旁开1.5寸。

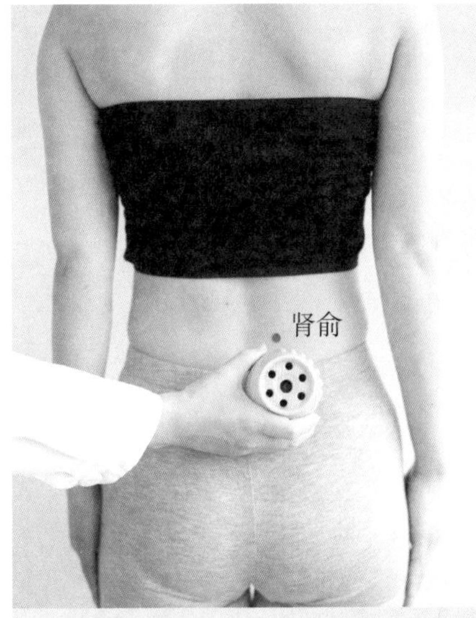

③肾俞在腰部，第2腰椎棘突下，旁开1.5寸。

图6-11　刮拭足太阳膀胱经治疗黄褐斑的重点穴位

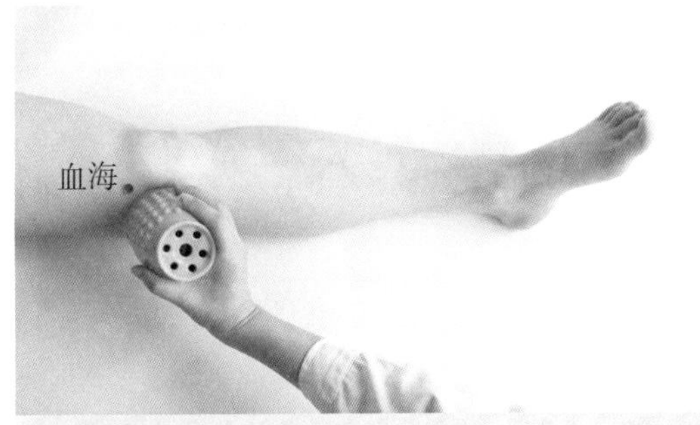

①血海位于大腿内侧，髌底内侧端上2寸，当股四头肌内侧头的隆起处。

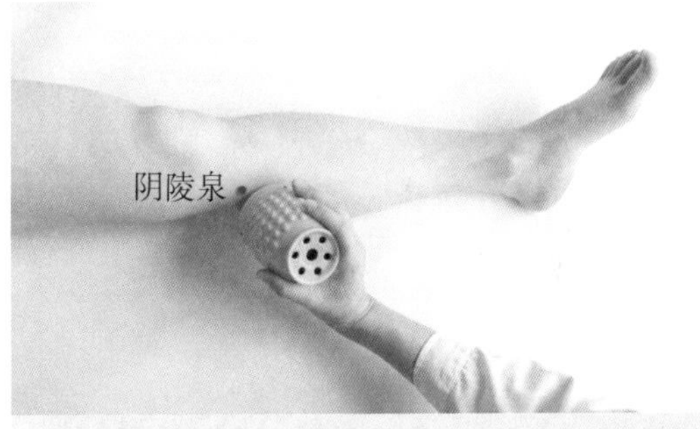

②阴陵泉位于小腿内侧，胫骨内侧髁下缘与胫骨内侧缘之间的凹陷中。

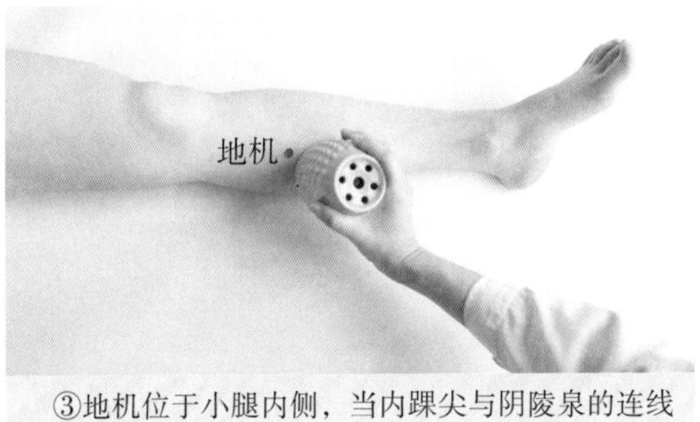

③地机位于小腿内侧，当内踝尖与阴陵泉的连线上，阴陵泉下3寸。

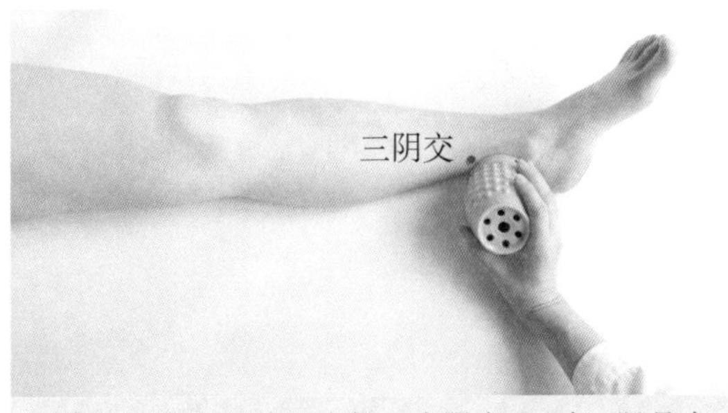

④三阴交位于小腿内侧，内踝尖上3寸，胫骨内侧缘后际。

图6-12　刮拭足太阴脾经治疗黄褐斑的重点穴位

2. 重点刮拭部位

足三里、三阴交、血海、肾俞具有调肝补肾、运化脾血的作用，是治疗黄褐斑的特效穴，采用揉刮法或点拨法，每穴位重点刮拭2~3分钟。

（四）注意事项

（1）治疗时要求患者闭目，刮痧力度轻柔，不强求出痧，刮至局部皮肤发红、发热即可，同时防止艾烟过多呛到患者。

（2）养成良好的生活习惯，不抽烟喝酒，避免熬夜，保持愉悦的心情，保证充足睡眠。

（3）平时做好肌肤的保养，做好防晒，尤其是在月经不调、妊娠、哺乳期间。

六、牙痛

（一）概述

牙痛是指牙齿或牙周疾患引起的疼痛，为口腔疾患中常见的症状之一，多由风火上攻，胃火上炎，虚火上炎所致，主要表现为牙龈红肿、遇冷热刺激痛、面颊部肿胀等，治疗上以清热泻火止痛为基本原则。

（二）辨证论治

症候分型	症状特点	刮痧手法
风热犯齿证	新病初起牙痛，逐渐加重，遇风发作，遇热痛增，遇冷则缓。或见发热，微恶寒，口微渴小便微黄。舌偏红，苔薄黄，脉浮数	泻法（刮拭按压力大，速度快）
风寒犯齿证	牙痛或轻或重，遇寒而发，遇冷痛增，遇热则缓。或见恶寒无汗，口淡不渴，小便清。舌淡红，苔薄白，脉浮紧	平补平泻法（刮拭用按压力大、速度慢）
胃火灼齿证	牙齿疼痛剧烈，或有渗血溢脓，甚则肿连腮颊。发热，头痛，口臭，口渴引饮，大便干结，小便黄赤。舌红赤，苔黄，脉洪数	泻法（刮拭按压力大，速度快）
虚火灼齿证	牙齿隐隐作痛，或遇冷热刺激则痛，无刺激稍安，咬物无力。腰膝酸软，眩晕耳鸣，咽干舌燥，五心烦热。舌红嫩或红而少津，苔黄干，脉细数	补法（刮拭按压力小，速度慢）

（三）操作要领

1. 刮拭经络

治疗时常采用单边刮法，在关节缝隙处采用点拨法，结节或痛处可适当加强揉刮；刮拭肌肉丰厚处可用平推法；杯身发热后使用滚刮法收缩皮肤毛孔。

（1）刮拭手阳明大肠经：从上到下采用单边刮法刮拭曲池至手三里，揉刮曲池、手三里，继续采用单边刮法刮拭手三里至阳溪，顺刮至二间，重点点拨二间。刮拭的重点穴位详见图6-13。

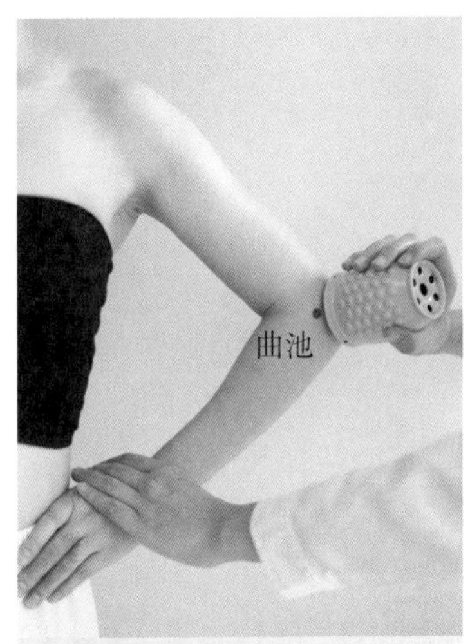

①曲池在肘区，尺泽与肱骨外上髁连线中点凹陷处。

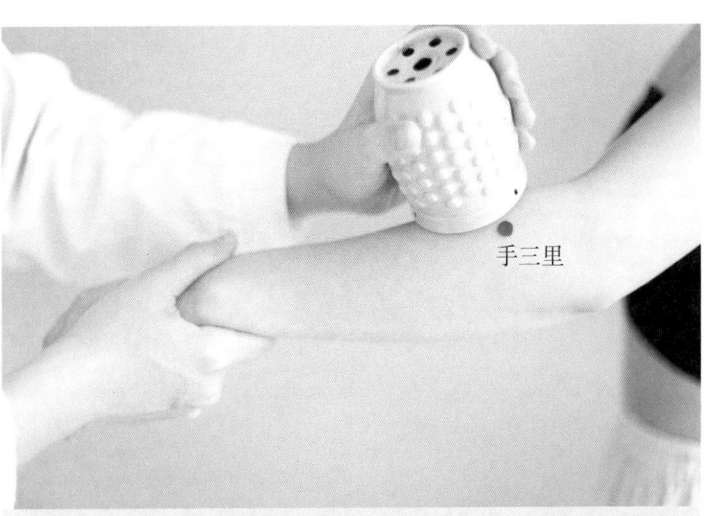

②手三里在前臂背面桡侧，肘横纹下2寸，阳溪与曲池连线上。

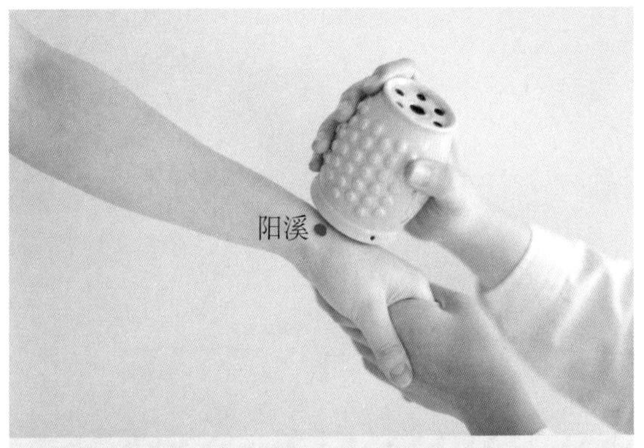

③阳溪在腕背横纹桡侧，手拇指向上翘时，当拇短伸肌腱与拇长伸肌腱之间的凹陷中。

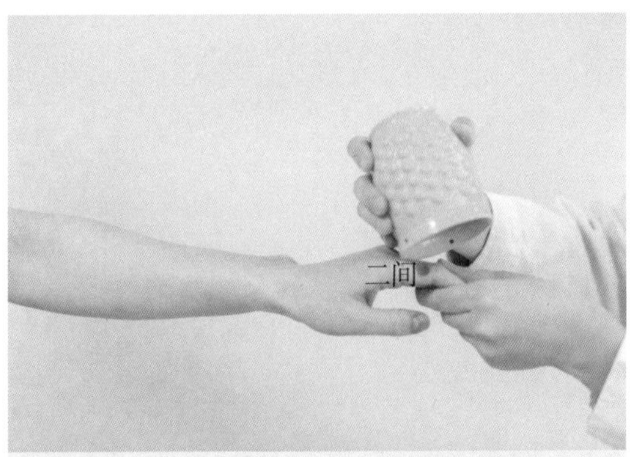

④二间在手食指，第2掌指关节桡侧凹陷中。

图6-13　刮拭手阳明大肠经治疗牙痛的重点穴位

（2）刮拭足阳明胃经：从上到下采用单边刮法刮拭下关至颊车，重点揉刮下关、颊车。刮拭的重点穴位详见图6–14。

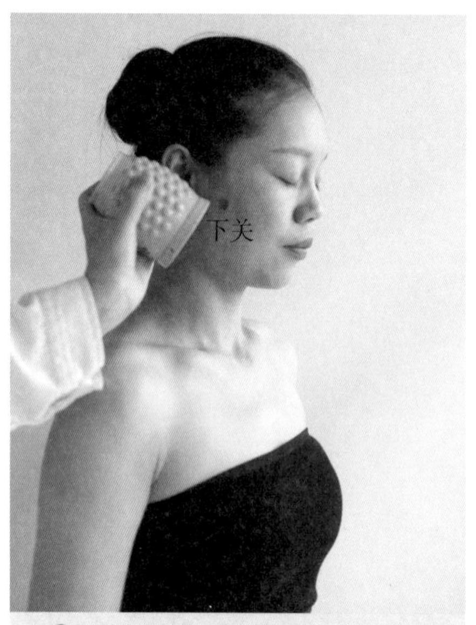

①下关在面部，在颧弓下缘中央与下颌切迹之间的凹陷中。

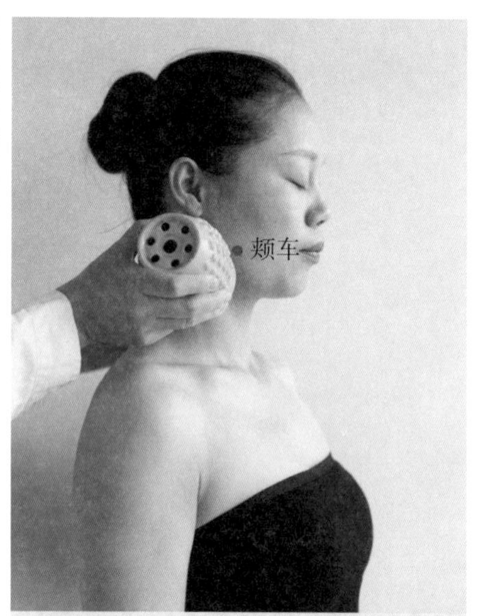

②颊车在面部，下颌角前上方1横指，闭口咬紧牙时咬肌隆起，放松时按之有凹陷处。

图6–14 刮拭足阳明胃经治疗牙痛的重点穴位

2. 重点刮拭部位

合谷、二间、下关、颊车具有清热解表、温经止痛的作用，是治疗牙痛的特效穴，采用揉刮法或点拨法，每穴位重点刮拭2~3分钟。

（四）注意事项

（1）实火牙痛用泻法，虚火牙痛用补法，刮至皮肤发红或皮下出现紫色痧斑即可。

（2）刮拭面部时应避开皮肤红肿及破损处。

（3）注意口腔卫生，避免冷热酸甜等刺激，尽量少吃或不吃生硬难咬的东西，饮食宜清淡，以半流或流质食物为宜。

第七章 妇科疾病

一、月经不调

（一）概述

月经不调是以月经的周期、经期、经量、经色、经质出现异常，或伴随月经周期，或于经断前后出现明显症状为主要临床表现的病症。常见的月经失调有月经先期、月经后期、月经先后无定期、月经过多、月经过少、经期延长等。

（二）辨证论治

症候分型	症状特点	刮痧手法
脾气虚证	月经周期提前，经量或多或少，色淡红，质清稀，面色萎黄，神疲乏力，四肢倦怠，气短懒言，小腹空坠，纳呆，便溏，脘腹胀闷。舌淡红，苔薄白，脉细弱	补法（刮拭按压力小，速度慢）
肾气虚证	月经提前或延后或先后无定，经量或多或少，色暗淡，质清稀，或带下清稀，精神不振，面色晦暗，腰骶酸软，头晕耳鸣，小便频数清长或夜尿频。舌淡，苔白，脉沉	补法（刮拭按压力小，速度慢）
阳盛血热证	月经提前，经量多或正常，色鲜红或紫红，质黏稠，面色红，唇赤，或口渴，或心烦，小便短黄，大便燥结。舌红，苔黄，脉数或滑数	泻法（刮拭按压力大，速度快）
阴虚血热证	月经提前，经量少或正常（亦有量多者），色深红，质稠，伴有颧红，潮热，盗汗，五心烦热，口燥咽干。舌红，苔少，脉细数	平补平泻法（刮拭按压力大，速度慢）
肝郁血热证	月经提前，经量或多或少，色深红或紫红，质稠，经行不畅，或有血块，或烦躁易怒，或胸胁胀闷，乳房、小腹胀痛，或口苦咽干。舌红，苔薄黄，脉弦数	泻法（刮拭按压力大，速度快）
血虚证	月经延后，经量少，色淡红，质清稀，或伴有小腹绵绵作痛，面色苍白或萎黄，头晕眼花，心悸失眠。唇舌淡白，苔少脉细弱	补法（刮拭按压力小，速度慢）
阴虚证	月经周期延后，经量少，色质正常，或经色深红、紫红，质地黏稠，或有块；可伴潮热，颧红，盗汗，口燥咽干，头晕耳鸣，五心烦热，失眠。舌红，苔少，脉细数	补法（刮拭按压力小，速度慢）

续表

症候分型	症状特点	刮痧手法
虚寒（血）证	月经周期延后，经量少或正常，色淡，质清稀，可伴有面色白，畏寒肢冷，温喜按，腰膝酸软无力，小便清长，大便薄。舌淡胖嫩，苔白，脉沉迟或细弱	补法（刮拭按压力小，速度慢）
实寒（血）证	月经周期延后，经量少或正常，色暗有块，可伴有面色青白，畏寒肢冷，小腹冷痛拒按，得热痛减。舌淡暗，苔薄白，脉沉迟	补法（刮拭按压力小，速度慢）
气滞证	月经周期延后或先后无定，经量或多或少，色质正常或紫红质稠、或有血块。可伴精神抑郁，善太息，经前胸胁、乳房、小腹胀痛，经来痛减。舌正常或红，苔薄白或薄黄，脉弦或弦数	泻法（刮拭按压力大，速度快）

（三）操作要领

1. 刮拭经络

治疗时常采用单边刮法，在关节缝隙处采用点拨法，结节或痛处可适当加强揉刮；刮拭肌肉丰厚处可用平推法；杯身发热后使用滚刮法收缩皮肤毛孔。

（1）刮拭足太阳膀胱经：从上到下采用单边刮法刮拭肝俞至肾俞，重点揉刮肾俞。刮拭的重点穴位详见图7-1。

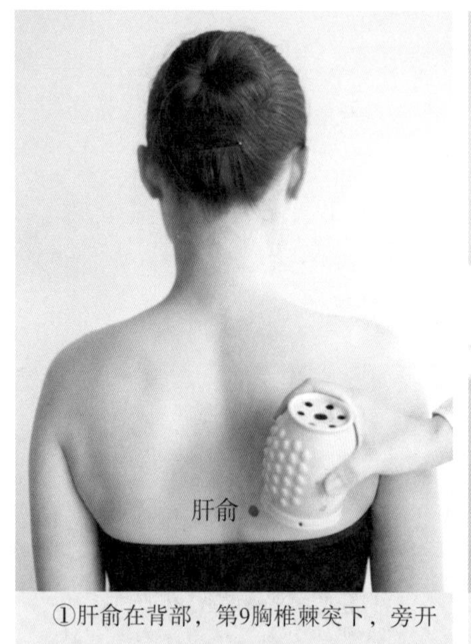

①肝俞在背部，第9胸椎棘突下，旁开1.5寸。

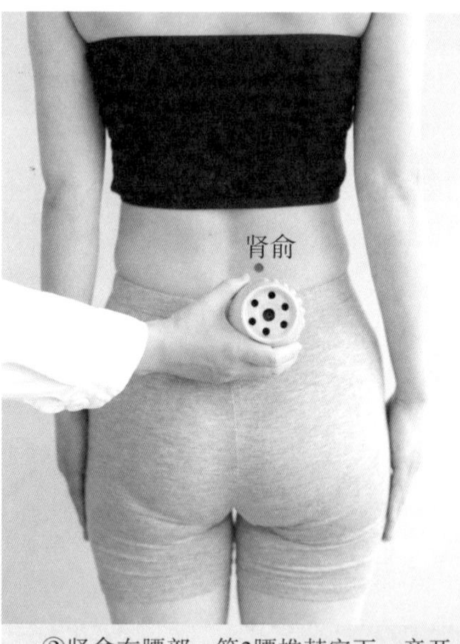

②肾俞在腰部，第2腰椎棘突下，旁开1.5寸。

图7-1　刮拭足太阳膀胱经治疗月经不调的重点穴位

（2）刮拭任脉：从上到下采用平推法刮拭气海至关元，重点揉刮气海、关元。刮拭的重点穴位详见图7-2。

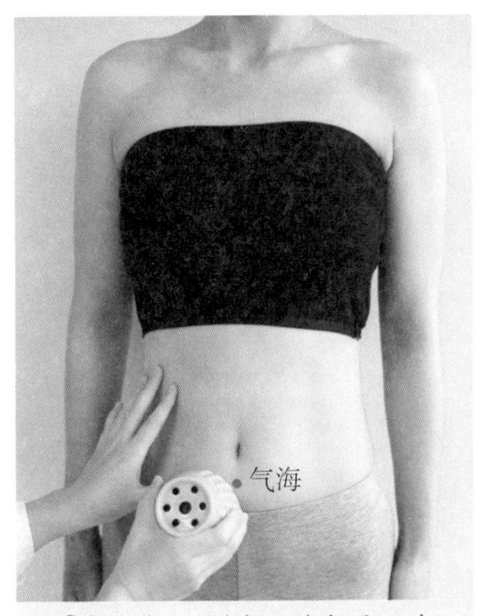

①气海位于下腹部，脐中下1.5寸，前正中线上。

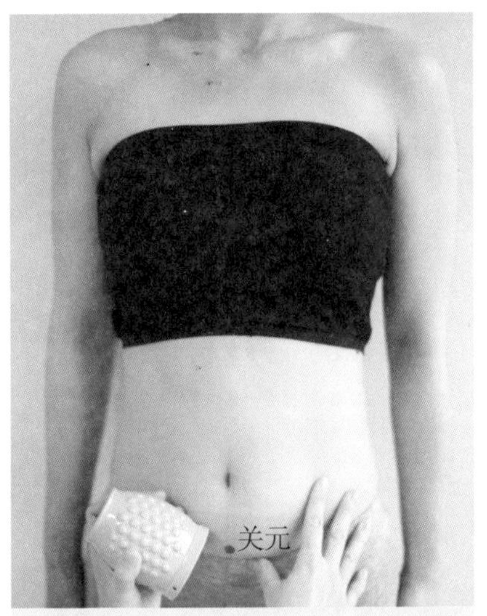

②关元位于下腹部，脐中下3寸，前正中线上。

图7-2　刮拭任脉治疗月经不调的重点穴位

（3）刮拭足阳明胃经：从上到下采用平推法刮拭天枢至归来，重点揉刮天枢、归来。刮拭的重点穴位详见图7-3。

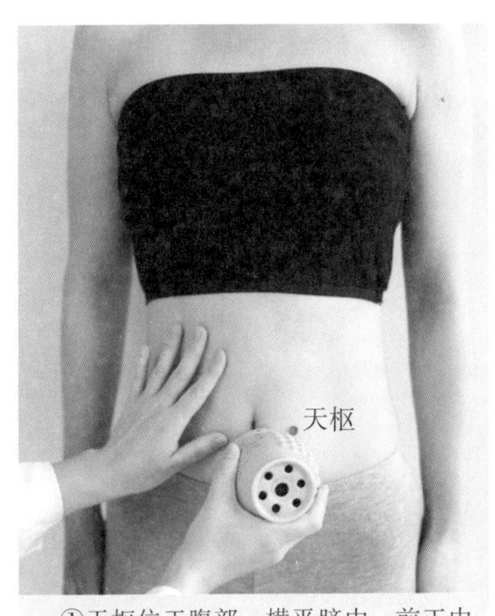

①天枢位于腹部，横平脐中，前正中线旁开2寸。

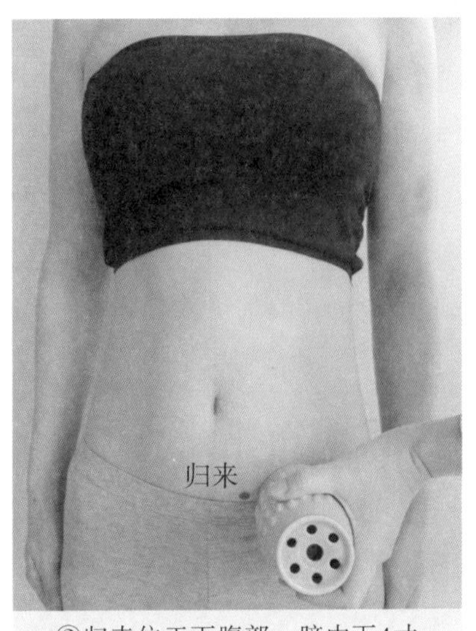

②归来位于下腹部，脐中下4寸，前正中线旁开2寸。

图7-3　刮拭足阳明胃经治疗月经不调的重点穴位

（4）刮拭足太阴脾经：从上到下采用单边刮法刮拭阴陵泉至地机，顺刮至三阴交，重点揉刮阴陵泉、三阴交。刮拭的重点穴位详见图7–4。

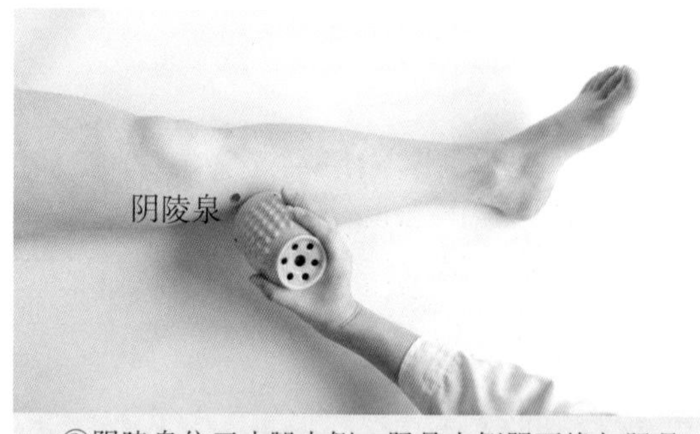

①阴陵泉位于小腿内侧，胫骨内侧髁下缘与胫骨内侧缘之间的凹陷中。

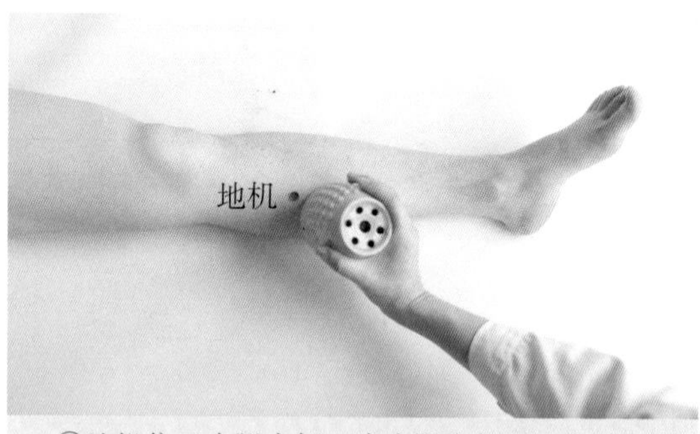

②地机位于小腿内侧，当内踝尖与阴陵泉的连线上，阴陵泉下3寸。

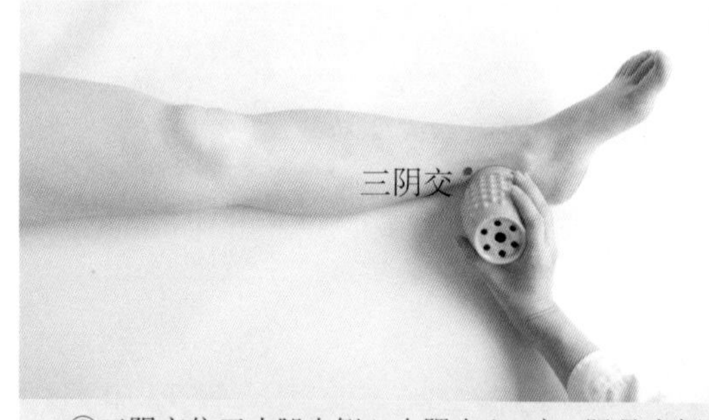

③三阴交位于小腿内侧，内踝尖上3寸，胫骨内侧缘后际。

图7–4　刮拭足太阴脾经治疗月经不调的重点穴位

2. 重点刮拭部位

天枢、三阴交、归来、阴陵泉具有理气止痛、活血散瘀的作用，是治疗月经不调的特效穴，采用揉刮法或点拨法，每穴位重点刮拭2~3分钟。

（四）注意事项

（1）治疗实施前做好充分的评估，育龄期妇女需确认患者是否怀孕，若怀孕禁止刮拭。

（2）严格按照刮痧顺序，先上部后下部，先腰背部后胸腹部，注意保护患者的隐私部位，并注意保暖。刮拭足阳明胃经时不强求出痧，以揉刮法为主，刮至局部皮肤发红、发热即可，刮拭力度以患者感到舒适为宜。

（3）患者刮痧后注意保暖，保持情绪稳定，避免发怒、烦躁、焦虑情绪等不良刺激；注意饮食调摄，避免贪凉饮冷。

（4）坚持周期性治疗，3次为一个疗程，以三个疗程为宜。月经期忌盆浴、房事和游泳；合理选用有效的节育方法。

二、痛经

（一）概述

痛经又称“经行腹痛”，是指妇女正值经期或经行前后，出现周期性小腹疼痛，或伴腰骶酸痛，甚至剧痛晕厥，影响正常工作及生活的疾病。病因病机可概括为“不荣则痛”或“不通则痛”，以青年女性居多，病程较长，易迁延不愈，反复发作。

（二）辨证论治

症候分型	症状特点	刮痧手法
肝肾亏虚证	经期或经后1~2天内，小腹隐隐作痛，喜按，月经量少，经色暗淡，质稀。面色晦暗，头晕耳鸣，腰酸腿软。舌淡红，苔薄，脉沉细	补法（刮拭按压力小，速度慢）
气血虚弱证	经期或经后小腹隐痛，或小腹及阴部空坠，喜按，月经量少，色淡质稀，面色不华神疲乏力，头晕心悸。舌淡，苔薄，脉细弱	补法（刮拭按压力小，速度慢）
气滞血瘀证	经前或经期，小腹胀痛，拒按，胸胁、乳房胀痛，经量少，经行不畅，经色暗有块，血块排出后痛减，经净后痛消失。舌紫暗或有瘀点，苔薄白，脉弦	平补平泻法（刮拭按压力适中，速度适中）
寒凝血瘀证	经前或经期小腹冷痛，拒按，得热则痛减，经血量少，色暗有块，畏寒肢冷面色青白。舌暗，苔白，脉沉紧	平补平泻法（刮拭按压力小，速度快）
湿热瘀阻证	经前或经期小腹痛、有灼热感，拒按，痛连腰骶，或平时小腹痛，至经前疼痛期、经量多或经期长，经色紫红，质稠或有血块，平素带下量多，黄稠臭秽，或伴低热，小便黄赤。舌红，苔黄腻，脉弦数或濡数	泻法（刮拭按压力大，速度快）

（三）操作要领

1. 刮拭经络

治疗时常采用单边刮法，在关节缝隙处采用点拨法，结节或痛处可适当加强揉刮；刮拭肌肉丰厚处可用平推法；杯身发热后使用滚刮法收缩皮肤毛孔。

（1）刮拭足太阳膀胱经：从上到下采用单边刮法刮拭肝俞至肾俞，重点揉刮肾俞、次髎。刮拭的重点穴位详见图7–5。

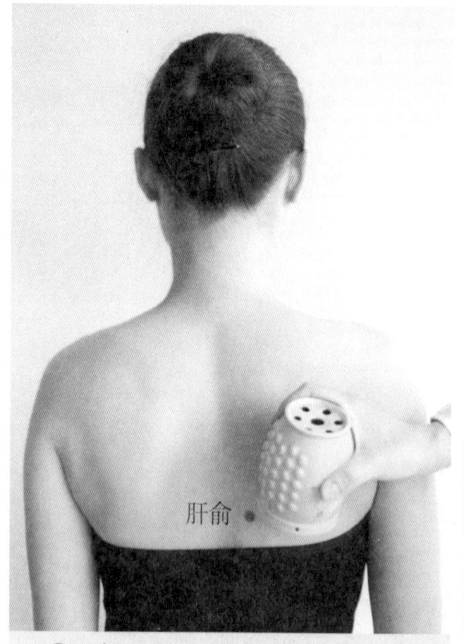

①肝俞在背部，第9胸椎棘突下，旁开1.5寸。

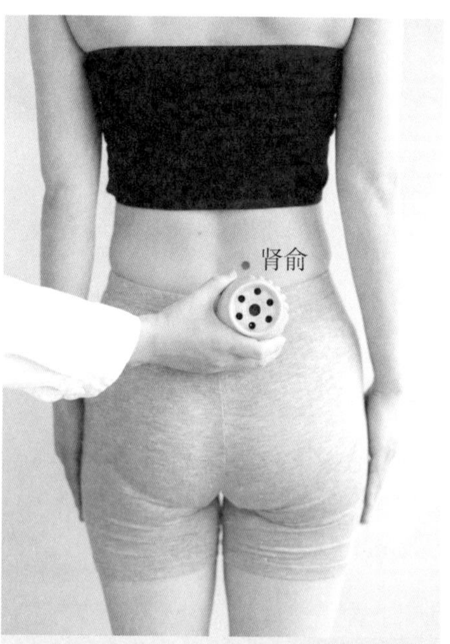

②肾俞在腰部，第2腰椎棘突下，旁开1.5寸。

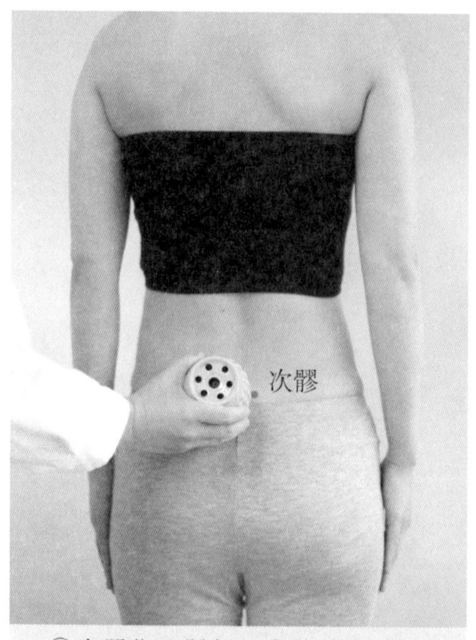

③次髎位于骶部，当髂后上棘内下方，适对第2骶后孔处。

图7-5　刮拭足太阳膀胱经治疗痛经的重点穴位

（2）刮拭任脉：从上到下采用平推法刮拭气海至关元，重点揉刮气海、关元。刮拭的重点穴位详见图7-6。

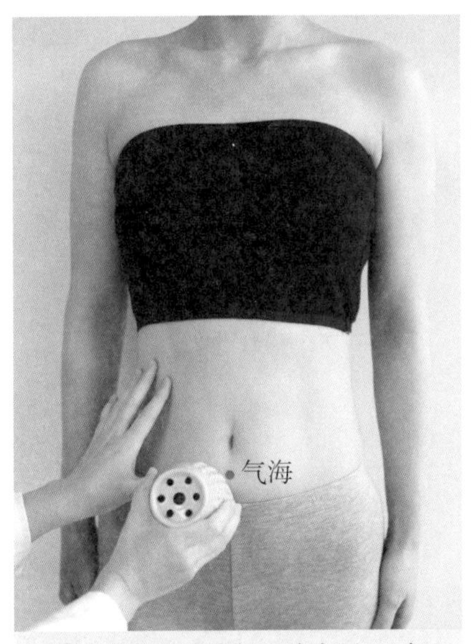

①气海位于下腹部，脐中下1.5寸，前正中线上。

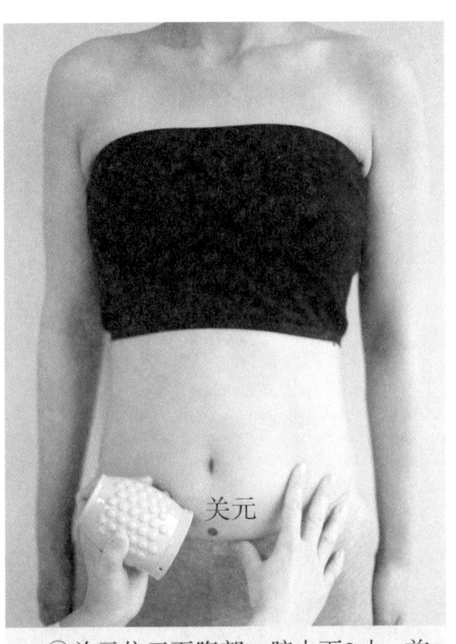

②关元位于下腹部，脐中下3寸，前正中线上。

图7-6　刮拭任脉治疗痛经的重点穴位

（3）刮拭足阳明胃经：从上到下采用平推法刮拭水道至归来，重点揉刮归来。刮拭的重点穴位详见图7-7。

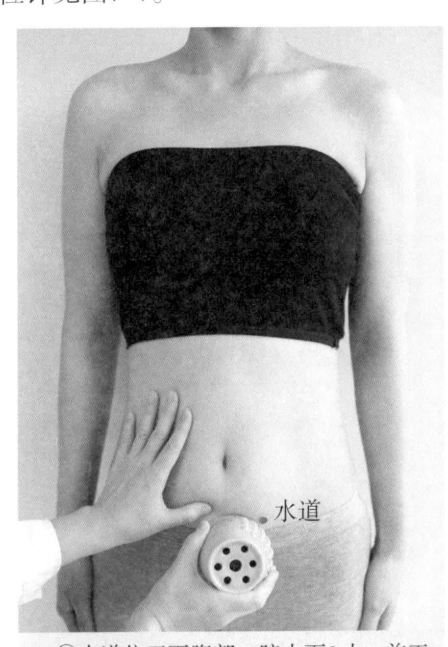

①水道位于下腹部，脐中下3寸，前正中线旁开2寸。

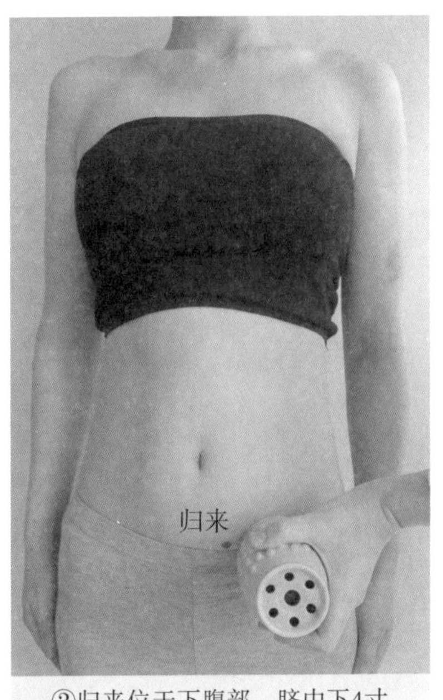

②归来位于下腹部，脐中下4寸，前正中线旁开2寸。

图7-7　刮拭足阳明胃经治疗痛经的重点穴位

（4）刮拭足太阴脾经：从上到下采用单边刮法刮拭血海至阴陵泉，顺刮至三阴交，重点揉刮血海、三阴交。刮拭的重点穴位详见图7–8。

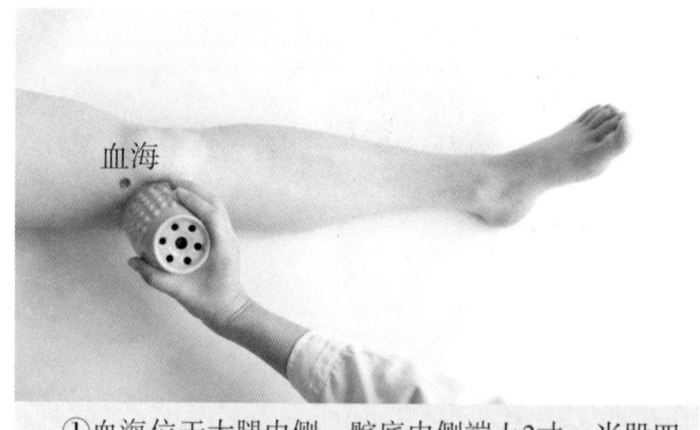

①血海位于大腿内侧，髌底内侧端上2寸，当股四头肌内侧头的隆起处。

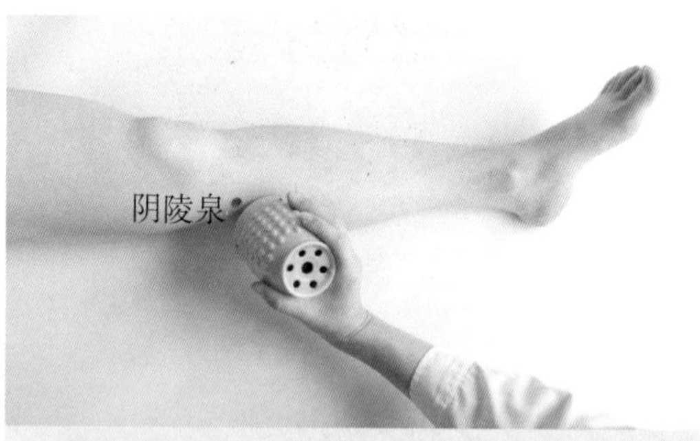

②阴陵泉位于小腿内侧，胫骨内侧髁下缘与胫骨内侧缘之间的凹陷中。

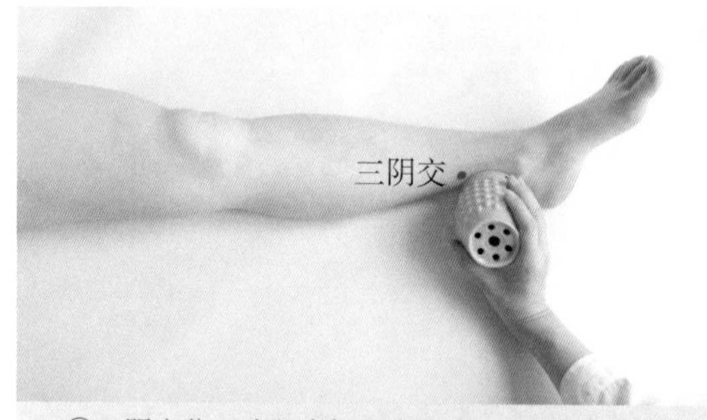

③三阴交位于小腿内侧，内踝尖上3寸，胫骨内侧缘后际。

图7–8　刮拭足太阴脾经治疗痛经的重点穴位

2. 重点刮拭部位

关元、三阴交、气海、归来具有理气止痛，活血散瘀的作用，是治疗痛经的特效穴，采用揉刮法或点拨法，每穴位重点刮拭2~3分钟。

（四）注意事项

（1）治疗和预防痛经的刮痧治疗应在月经前7~10天进行，3天一次或是根据痧象的消退情况适当缩短治疗间隔，3次为一个疗程，经期停刮。

（2）严格按照刮痧顺序，由上而下，先腰背部后胸腹部，注意保护患者的隐私部位，并注意保暖。刮拭任脉时不强求出痧，以揉刮法为主，刮至局部皮肤发红、发热即可，刮拭力度以患者感到舒适为宜。

（3）患者刮痧后注意保持情绪稳定，避免发怒、烦躁、焦虑情绪等不良刺激；注意饮食调摄，避免贪凉饮冷。

（4）坚持周期性治疗，以三个疗程为宜。经期忌盆浴、房事和游泳。

三、盆腔炎

（一）概述

盆腔炎是指女性内生殖器官及其周围结缔组织、盆腔腹膜发生的炎症，包括子宫体、卵巢、输卵管等炎症，临床特征为下腹痛，或伴有发热，带下增多，月经不调等。

（二）辨证论治

症候分型	症状特点	刮痧手法
湿热瘀阻证	小腹及下腹部隐痛或刺痛拒按，痛连腰骶，经行或劳累时加重，低热起伏，身热不扬，带下量多，色黄黏稠，气臭秽，胸闷纳呆，口干不欲饮，大便溏或秘结，小便黄赤。舌红或紫暗，舌体胖大，苔黄腻，脉弦数或滑数	泻法（刮拭按压力大，速度快）
气滞血瘀证	小腹或下腹部胀痛或刺痛或坠胀不适，经行腰腹疼痛加重，经血量多有块，瘀块排出则痛减，带下量多，婚久不孕，经前乳房胀痛，情志抑郁或急躁易怒，胸胁胀满。舌紫暗或有瘀点、瘀斑，苔薄白，脉弦涩或弦细	平补平泻法（刮拭按压力大，速度慢）
寒湿凝滞证	小腹或下腹冷痛，腰骶酸痛，得热痛减，经行或劳累后加剧，月经后期，经世少，色暗有块，带下量多，色白清稀，神疲乏力，畏寒肢冷，小便频数，婚久不孕。舌淡紫或有瘀点、瘀斑，舌胖大，苔白腻，脉沉细迟或沉紧	平补平泻法（刮拭按压力大，速度慢）
气虚血瘀证	下腹部刺痛或坠痛，或有包块，痛连腰骶，经行加重，经血量多有块，淋漓不尽，带下量多，神疲乏力，倦怠懒言，食少纳呆。舌淡紫或有瘀点、瘀斑，苔白，脉弦细或弦涩无力	平补平泻法（按压力适中，速度适中）

（三）操作要领

1. 刮拭经络

治疗时常采用单边刮法，在关节缝隙处采用点拨法，结节或痛处可适当加强揉刮；刮拭肌肉丰厚处可用平推法；杯身发热后使用滚刮法收缩皮肤毛孔。

（1）刮拭足太阳膀胱经：从上到下采用单边刮法刮拭脾俞至胃俞，顺刮至肾俞，继续揉刮骶部次髎。刮拭的重点穴位详见图7-9。

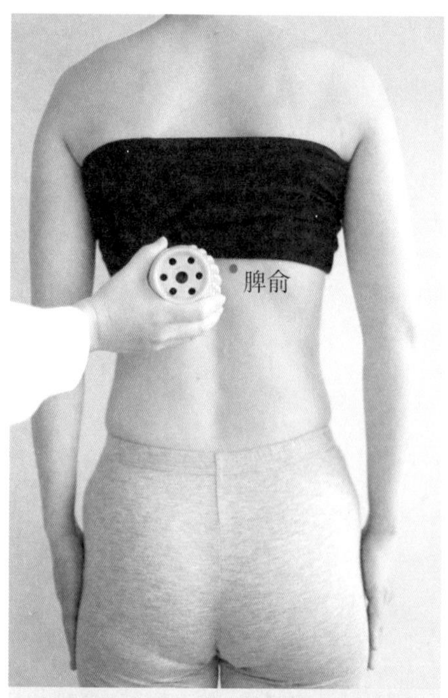

①脾俞在背部，第11胸椎棘突下，旁开1.5寸。

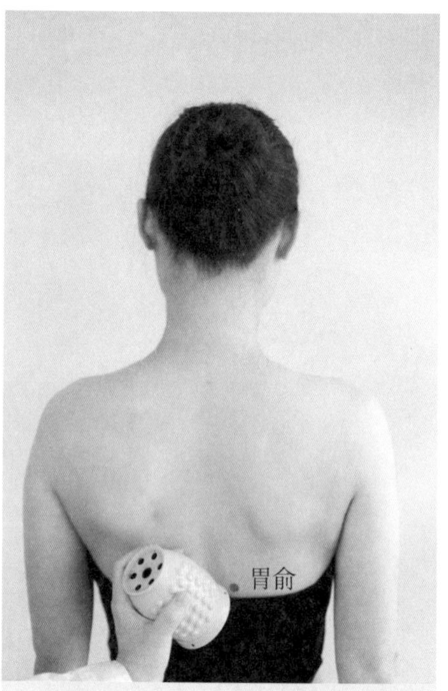

②胃俞在背部，第12胸椎棘突下，旁开1.5寸。

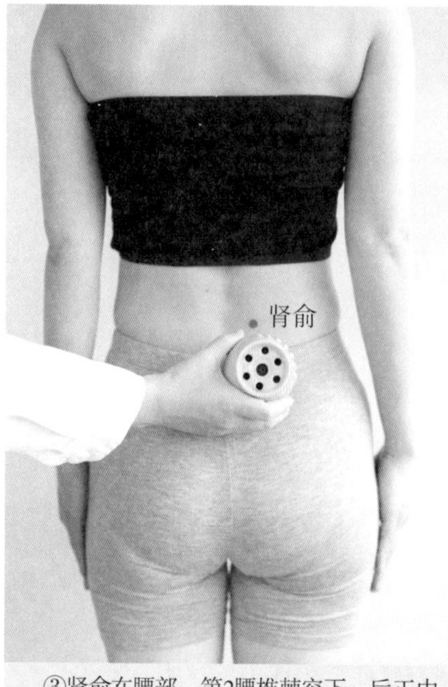

③肾俞在腰部，第2腰椎棘突下，后正中线旁开1.5寸。

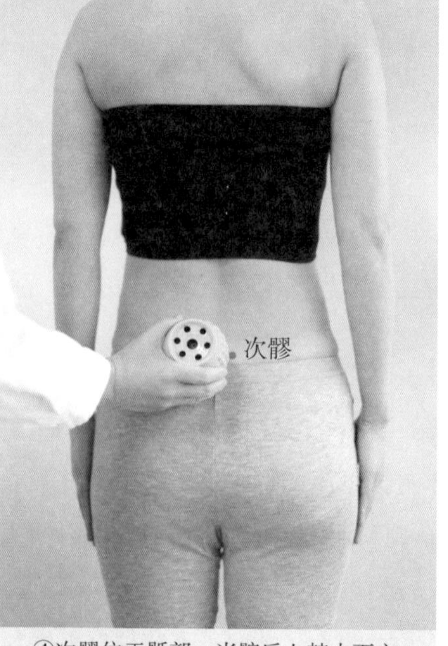

④次髎位于骶部，当髂后上棘内下方，适对第2骶后孔处。

图7-9　刮拭足太阳膀胱经治疗盆腔炎的重点穴位

（2）刮拭任脉：从上到下采用平推法刮拭气海至中极，重点揉刮气海、中极。刮拭的重点穴位详见图7-10。

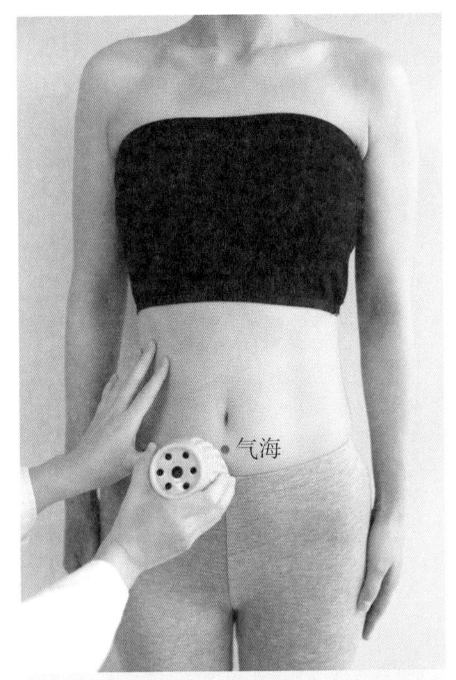

①气海位于下腹部，脐中下1.5寸，前正中线上。

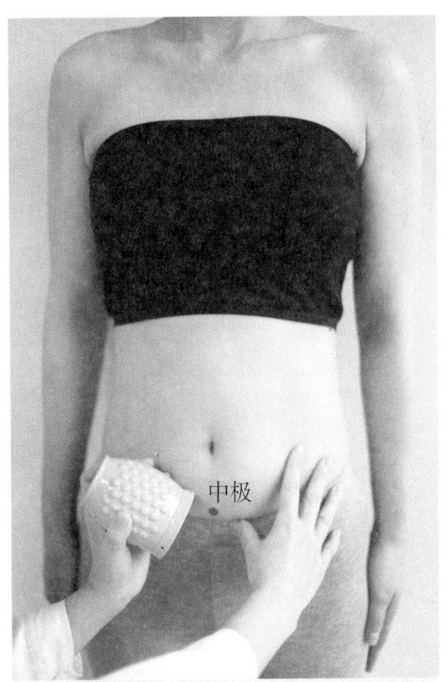

②中极位于下腹部，脐中下4寸，前正中线上。

图7-10 刮拭任脉治疗盆腔炎的重点穴位

（3）刮拭足阳明胃经：从上到下采用单边刮法刮拭足三里至丰隆。刮拭的重点穴位详见图7-11。

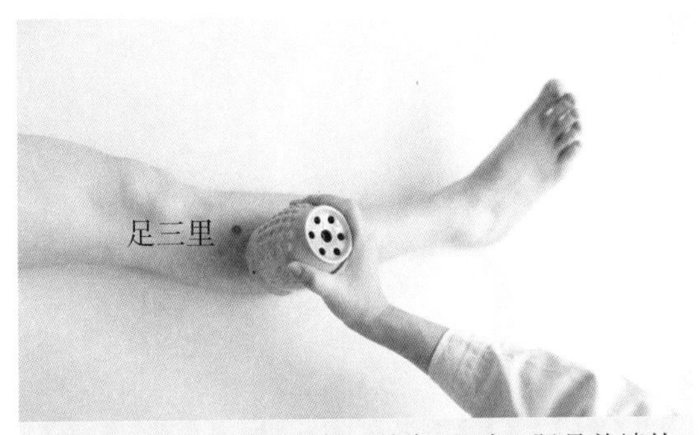

①足三里位于小腿外侧，犊鼻下3寸，胫骨前嵴外1横指处。

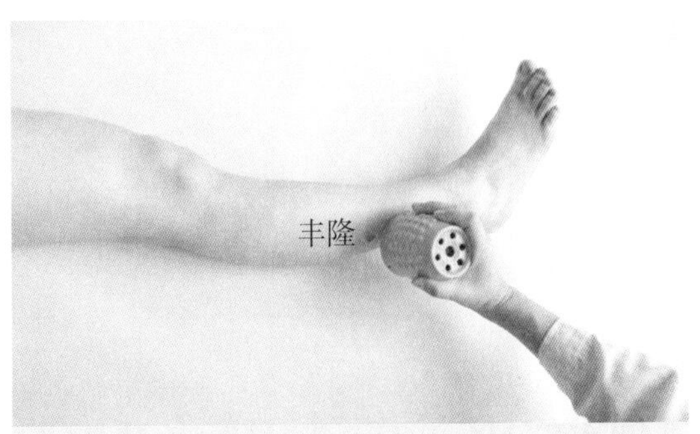

②丰隆位于小腿前外侧，外踝尖上8寸，条口外，距胫骨前缘2横指（中指）。

图7-11 刮拭足阳明胃经治疗盆腔炎的重点穴位

（4）刮拭足太阴脾经：从上到下采用单边刮法刮拭血海至阴陵泉，顺刮至三阴交，重点揉刮血海、三阴交。刮拭的重点穴位详见图7-12。

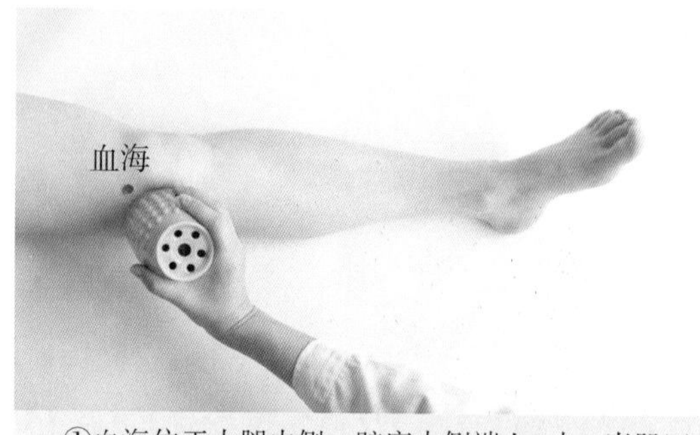

①血海位于大腿内侧，髌底内侧端上2寸，当股四头肌内侧头的隆起处。

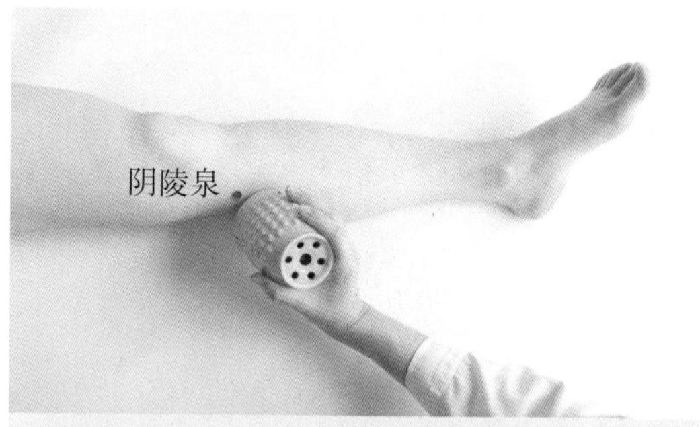

②阴陵泉位于小腿内侧，胫骨内侧髁下缘与胫骨内侧缘之间的凹陷中。

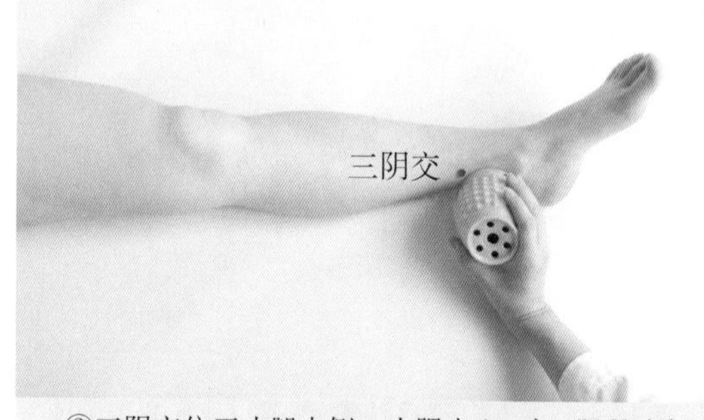

③三阴交位于小腿内侧，内踝尖上3寸，胫骨内侧缘后际。

图7-12　刮拭足太阴脾经治疗盆腔炎的重点穴位

2. 重点刮拭部位

脾俞、肾俞、气海、中极具有清热利湿、补益肾气的作用，是治疗盆腔炎的特效穴，采用单边或揉刮法，每穴位重点刮拭2~3分钟。

（四）注意事项

（1）严格按照刮痧顺序，由上而下，先腰背部后胸腹部，注意保护患者的隐私部位，并注意保暖。刮拭任脉时不强求出痧，以揉刮法为主，刮至局部发红发热即可，刮拭力度以患者舒适为宜。

（2）盆腔炎急性发作期应积极抗感染治疗，慎用温通刮痧，以防延误病情。

（3）患者刮痧后注意保暖，保持情绪稳定，避免发怒、烦躁、焦虑情绪等不良刺激；注意饮食调摄，避免贪凉饮冷。

（4）日常养成良好的生活规律，经期注意卫生，同时忌盆浴、房事和游泳等，合理选用有效的节育方法，节制房事，加强锻炼以助正气。

四、更年期综合征

（一）概述

更年期综合征属于“绝经前后诸证”范畴，是指妇女在绝经前后一段时间内，出现月经紊乱，或者绝经的同时伴有烘热汗出，烦躁易怒、眩晕耳鸣、心悸失眠或面目、下肢水肿，纳呆，便秘，情志不宁等症状。

（二）辨证论治

症候分型	症状特点	刮痧手法
肾阴虚证	经断前后，阵发性烘热汗出，伴头晕目眩，失眠健忘，烦躁易怒，口咽干燥，腰膝酸软，阴部干涩，皮肤瘙痒，或月经先期，经量时多时少，色鲜红，质稠。舌质红，苔少，脉细数	平补平泻法（刮拭按压力大，速度慢）
肾阳虚证	经断前后，畏寒肢冷，小便清长，夜尿多，自汗，腰酸痛，面浮肢肿，带下量多，色白质稀，经来无期，月经过多，或淋漓不净，或忽然暴下如注，经色淡，质稀、精神萎靡，面色晦暗。舌质淡，苔白滑，脉沉弱	补法（刮拭按压力小，速度慢）
肾阴阳俱虚证	经断前后，头晕耳鸣，健忘，乍寒乍热，时而烘热汗出，腰背冷痛。舌质淡，苔薄白，脉沉弱	补法（刮拭按压力小，速度慢）

（三）操作要领

1. 刮拭经络

治疗时常采用单边刮法，在关节缝隙处采用点拨法，结节或痛处可适当加强揉刮；刮拭肌肉丰厚处可用平推法；杯身发热后使用滚刮法收缩皮肤毛孔。

（1）刮拭足少阴肾经：从上到下采用平推法刮拭腹部中注至大赫，重点揉刮中注、大赫。刮拭的重点穴位详见图7–13。

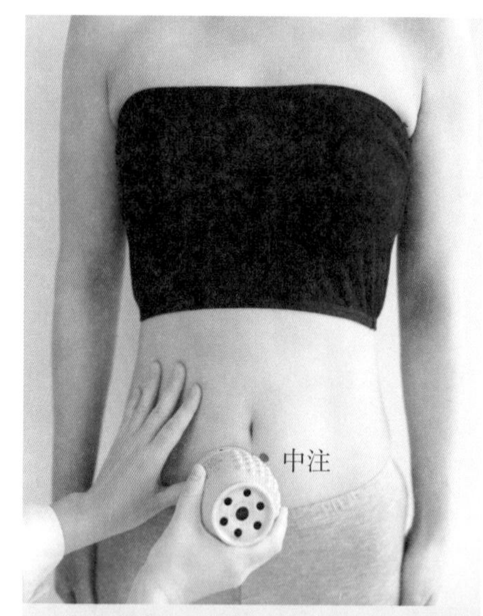

①中注位于下腹部，脐中下1寸，前正中线旁开0.5寸。

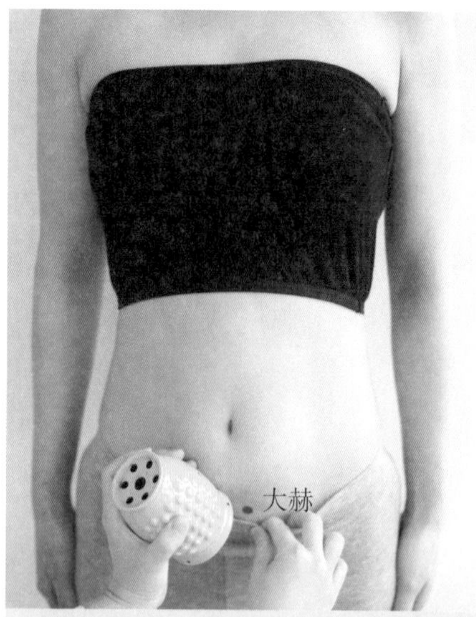

②大赫位于下腹部，脐中下4寸，前正中线旁开0.5寸。

图7-13　刮拭足少阴肾经治疗更年期综合征的重点穴位

（2）刮拭任脉：从上到下采用平推法刮拭气海至关元，重点揉刮气海、关元。刮拭的重点穴位详见图7-14。

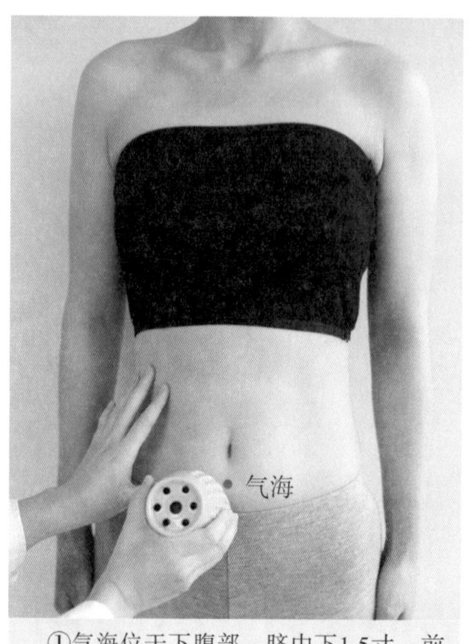

①气海位于下腹部，脐中下1.5寸，前正中线上。

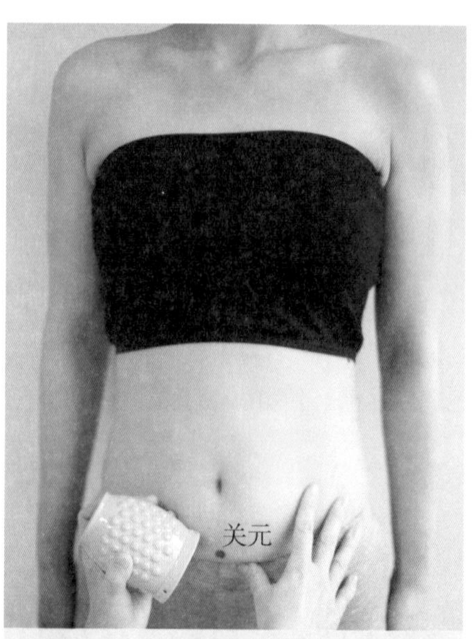

②关元位于下腹部，脐中下3寸，前正中线上。

图7-14　刮拭任脉治疗更年期综合征的重点穴位

（3）刮拭足太阴脾经：从上到下采用单边刮法刮拭阴陵泉至地机，顺刮至三阴交，继续点拨公孙。刮拭的重点穴位详见图7-15。

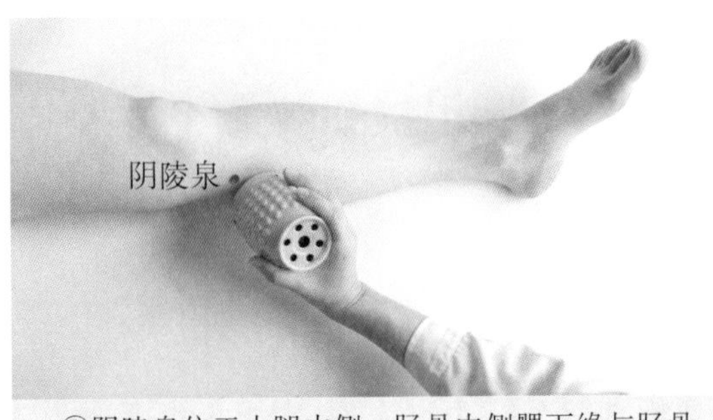

①阴陵泉位于小腿内侧，胫骨内侧髁下缘与胫骨内侧缘之间的凹陷中。

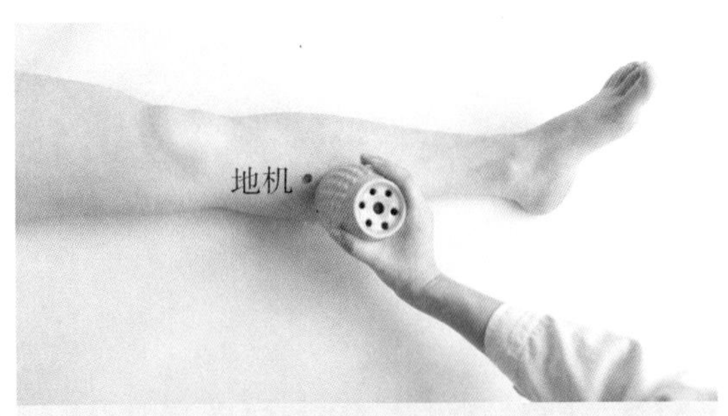

②地机位于小腿内侧，当内踝尖与阴陵泉的连线上，阴陵泉下3寸。

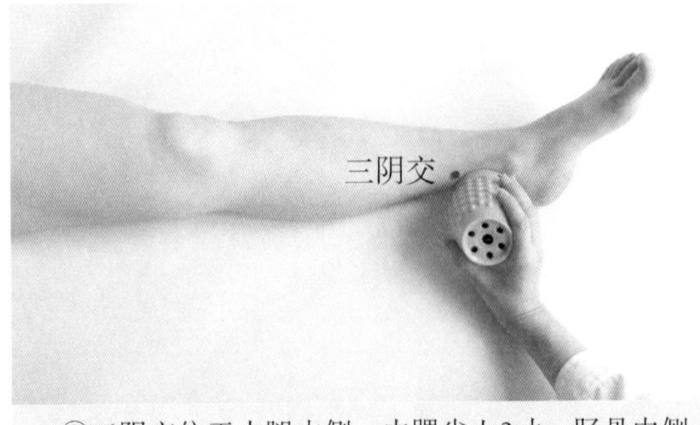

③三阴交位于小腿内侧，内踝尖上3寸，胫骨内侧缘后际。

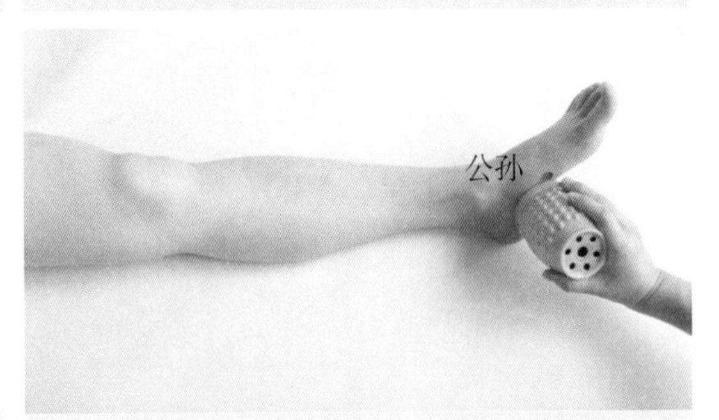

④公孙位于足内侧缘，第1跖骨基底的前下方，赤白肉际处。

图7-15　刮拭足太阴脾经治疗更年期综合征的重点穴位

2. 重点刮拭部位

关元、三阴交、阴陵泉、气海是具有调补肝肾、安神助眠的作用，是治疗更年期综合征的特效穴，采用揉刮法或点拨法，每穴位重点刮拭2~3分钟。

（四）注意事项

（1）刮痧时用力应均匀，力度适中，以补法为主，不强求出痧，禁用暴力，注意保护患者的隐私部位，并注意保暖。

（2）肾虚是更年期综合征的最根本的病因病机，治疗上应以调理肾阴阳平衡为主要治则，同时兼以调肝、补脾等治法。

（3）更年期综合征患者多年老体衰且情绪低落，施刮者多以正念鼓励，有条件者可配合音乐疗法。

（4）患者刮痧后需注意保持情绪稳定，避免发怒、烦躁、焦虑情绪等不良刺激；注意饮食调摄，避免贪凉饮冷。

（5）向患者提供绝经期相关知识，以提高患者的自我调控能力。

参考文献

[1]张伯礼，吴勉华.中医内科学[M].4版.北京：中国中医药出版社，2017.

[2]孙秋华.中医临床护理学[M].3版.北京：中国中医药出版社，2016.

[3]谈勇.中医妇科学[M].4版.北京：中国中医药出版社，2016.

[4]张秀勤.一刮就美[M].北京：北京出版社，2016.

[5]范斌.刮到病除 对症刮痧祛百病[M].2版.北京：军事医学科学出版社，2015.

[6]张秀勤.张秀勤刮痧快速诊测健康[M].北京：北京出版社，2015.

[7]沈雪勇.经络腧穴学[M].北京：中国中医药出版社，2016.

[8]张秀勤.张秀勤刮痧 一刮就好：私人定制的精准刮痧法[M].北京：北京出版社，2017.

[9]郭庆忠.图解实用中医科临床护理[M].北京：化学工业出版社，2017.

[10]尹爱兵，常红.图解针灸入门[M].北京：化学工业出版社，2017.

[11]王祥云.对症拔罐百病消[M].北京：化学工业出版社，2018.

[12]侯志新.中医美容绝招：刮痧、灸疗[M].北京：国际文化出版公司.2003.

[13]田维柱.中华眼针[M].北京：中国中医药出版社.2011.

[14]顾建钧，郁东海.常见疾病中西医结合全程护理[M].上海：上海科学技术出版社.2017.

[15]胡广芹.赶走网球肘挥笔更自由[J].中医健康养身，2020，6（07）：30-31.

[16]成守仁.刮痧结合温针治疗肱骨外上髁炎30例[J].南京中医药大学学报，2008，24（04）：270-271.

[17]安文博，姜颈挺.中医药治疗腰腿痛相关研究进展[J].中医药临床杂志2012，24（05）：485.

[18]黄慧芬，钟文.温通刮痧法治疗颈型颈椎病的临床观察[J].中国民间疗法，2019，27（11）：17-18.

[19]黄芳，张水清，杨丽君，等.虎符铜砭刮痧干预颈椎病的效果观察[J].湖南中医杂志，2020，36（06）：102-103.

[20]石素娟.颈椎病的家庭康复治疗及注意事项[J].大家健康，2013，7（11）：277.

[21]李晴.腰椎间盘突出症的生活护理[J].家庭医学，2020，12（06）：20-21.

[22]刘向前.中西医结合治疗膝关节骨关节炎[M].北京：人民军医出版社.2011.

[23]李蕊.电针、刮痧结合治疗坐骨神经痛66例[J].针灸临床志，2001，17（07）：42.

[24]罗云.坐骨神经痛的治疗经验[J].人人健康，2019，12（05）：133.

[25]吴淑芳，邵建宁，李炜.咳嗽的中医辨证与中成药选用[J].内蒙古中医药，2013，32（28）：42.

[26]李逊.从痰湿辨治感染后咳嗽体会[J].中医临床研究，2020，12（36）：15-16，19.

[27]孙秋华，陈佩仪.中医临床护理学[M].北京：中国中医药出版社，2012.

[28]肖静. 老年眩晕患者应用综合护理干预的效果研究[J]. 中国卫生标准，2020，11（8）：140-142.

[29]董斌.食品结构调整护理对支气管哮喘患者并发症及生命质量的影响[J].中国医学创新，2021，18（01）：110-113.

[30]帅文昊，杨颖，张珊珊，等.基于数据分析挖掘中医治疗失眠的用药规律[J].湖南中医杂志，2021，37（01）：117-119.

[31]江钊，马作峰.刘玲教授治疗失眠用药经验分享[J].环球中医药，2021，14（02）：288-291.

[32]夏佩彦，梁秀明.中医护理干预对中风后遗症病人康复效果以及情绪状态的影响[J].黑龙江中医药，2020，49（04）：333-334.

[33]谢巧颖.护理干预对脑中风后遗症患者的康复及睡眠的影响[J].世界睡眠医学杂志，2019，6（10）：1436-1437.

[34]勾帆馨，孙博文，何晓华.周围性面瘫分期论治方案探讨[J].宁夏医科大学学报，2021，43（01）：101-105.

[35]王碧辉.秋季风寒 小心面瘫.[EB/OL].[2021-02-16].http：//www.cntcm.com.cn/2020-11/05/content_82412.htm.

[36]李齐菲，陈伟. 低发酵饮食缓解肠易激综合征腹胀的作用机制研究进展[J]. 中国医学前沿杂志（电子版），2020，12（09）：36-41.

[37]郭文芳，朱云丽，范洪亮，等.增液补气化瘀清热汤治疗便秘的临床研究[J].世界中西医结合杂志，2020，15（07）：1277-1280.

[38]王清华，周香里，刘舒琴，等.藿香正气水热敷对产妇剖宫产术后腹胀的影响[J].微创医学，2020，15（03）：412-413.

[39]罗向霞，张黎，刘永红，等.中医综合疗法治疗青少年轻度近视近期疗效观察[J].西部中医药.2012，25（05）：90-91.
[40]刘彬，王芳，高歆昌.从中医络病学浅谈黑眼圈[J].中医眼耳鼻喉杂志.2013，3（01）：59-60.
[41]袁敏芳，刘涛峰.黄褐斑的中医药治疗现状[J].浙江中医杂志.2012，47（02）：149.
[42]付英杰.中药牙痛消加甲硝唑治疗牙痛的临床效果[J].内蒙古中医药，2014，30：47.